CASE ANALYSIS OF
ENDOSCOPIC DIAGNOSIS AND TREATMENT OF
EARLY UPPER GASTROINTESTINAL CANCER

上消化道早癌
内镜诊治病例解析

主编

李晓波 | 纪小龙

青年导师诊治笔记

CLINICAL TIPS
FROM YOUNG INSTRUCTORS

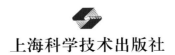

上海科学技术出版社

图书在版编目(CIP)数据

上消化道早癌内镜诊治病例解析 / 李晓波,纪小龙主编.
—上海:上海科学技术出版社,2019.5
ISBN 978-7-5478-4381-9

Ⅰ.①上… Ⅱ.①李…②纪… Ⅲ.①消化系肿瘤一内
窥镜检一病案一分析 Ⅳ.①R735.04

中国版本图书馆 CIP 数据核字(2019)第 054060 号

上消化道早癌内镜诊治病例解析
主编 李晓波 纪小龙

上海世纪出版(集团)有限公司
上海科学技术出版社 出版、发行
(上海钦州南路 71 号 邮政编码 200235 www.sstp.cn)
上海雅昌艺术印刷有限公司印刷
开本 889×1194 1/16 印张 17.5
字数:400 千字
2019 年 5 月第 1 版 2019 年 5 月第 1 次印刷
ISBN 978-7-5478-4381-9/R·1809
定价:168.00 元

内容提要

本书通过 30 个典型案例，系统展示了上消化道早癌的诊断与治疗，每个病例从病史简介、病史分析、诊断、治疗方案确定、术后病理等方面进行论述，之后是病例讨论和专家的精彩点评，同时配有大量内镜与病理图片。病例之后附有延伸阅读，介绍了国内外经典学术理论及研究前沿。

本书图文并茂，可读性强，不同层次的消化内科医生、消化内镜从业者都能从中学到规范的内镜诊断和治疗方法。

编委名单

主　编

李晓波　上海交通大学医学院附属仁济医院

纪小龙　解放军总医院第三医学中心（原武警总医院）

整　理

林燕生　香港大学深圳医院

黄　戳　浙江省余姚市人民医院

编写人员（按姓氏笔画排序）

王　燕　解放军空军第 986 医院（原解放军 323 医院）

王鹏飞　兰州大学第二医院

王新钊　中国人民解放军第 152 医院

田书信　石河子大学医学院第一附属医院

司　岑　宁夏医科大学总医院

刘　哲　贵州省肿瘤医院

刘芝兰　青海省人民医院

许良璧　贵州医科大学附属医院

杨　歆　陆军军医大学第二附属医院（新桥医院）

杨丽虹　兰州大学第二医院

李晓芳　河南省人民医院

李晓波　上海交通大学医学院附属仁济医院

汪　嵘　山西省人民医院

沈小春　陆军军医大学大坪医院

陈卫刚　石河子大学医学院第一附属医院

陈海华　山西省肿瘤医院

邵泽勇　四川省雅安市人民医院

赵　奎　成都医学院第一附属医院

赵　锐　四川省肿瘤医院

荣　亮　新疆医科大学第五附属医院

柏健鹰　陆军军医大学第二附属医院（新桥医院）

姬　瑞　兰州大学第一医院

黄　戬　浙江省余姚市人民医院

董向前　昆明医科大学第一附属医院

温红旭　甘肃省兰州市第二人民医院

前　言

《2018 年全国最新癌症报告》显示，在我国所有恶性肿瘤中，胃癌和食管癌的发病率分别居第 2 位和第 6 位，死亡率分别居第 3 位和第 4 位。胃癌和食管癌对国人的健康造成了严重的危害。早期诊断和治疗是降低胃癌和食管癌患者死亡率最有效的方法。

面对每天繁重的工作量，内镜医生有时会对早癌筛查感到心有余而力不足。如何把握胃癌和食管癌规范化内镜筛查和有限的内镜检查时间之间的平衡，是一个非常重要的临床问题。由于胃黏膜经常存在炎症，早期胃癌的内镜诊断比浅表型食管癌更加困难。对于胃癌的内镜筛查，我们推荐根据幽门螺杆菌感染状态和胃黏膜萎缩范围制订筛查策略。内镜医生应该重视对胃部背景黏膜的分析，熟悉不同组织学类型胃癌的发生、发展和内镜表现的特点，熟悉不同背景黏膜状况中需要重点筛查的可疑病变，并对可疑病变进行内镜精查和靶向活检。应该避免盲目的内镜筛查，避免无效的内镜检查和治疗。

在国内的临床工作中，"重治疗，轻诊断"的现象并不少见，消化道早癌的规范化诊治仍需要进一步推广。消化道早癌的规范化ESD（内镜黏膜下剥离术）治疗包括术前的精细检查、术中的规范操作、术后病理诊断解读和后续方案的制订，其中术前对病变的性质、组织学类型、浸润深度和病变范围的精细评估尤为重要。

我们在 2016 年开始组织"西部消化道早癌防治导师团"微信论坛，定期进行内镜-病理临床病例讨论。这些主要来自中西部地区的病例各有特色，内镜医生和病理医生讨论热烈，内镜诊断点评和病理诊断点评精彩，具有很强的临床实用价值。我们选择了其中的 30 个病例，将内镜-病理讨论内容整理成册，供同道参考。

由于受临床病例诊治时的条件等诸多因素的影响，有的病例讨论可能不尽完善，而且由于整理时间仓促，本书内容难免有错漏之处，敬请同道批评指正。

李晓波

2018 年 12 月

目 录

第 1 章

食管病变

病例 1　食管 0-Ⅱb 型病变（一）

分享者·李晓芳

　　引言：在内镜检查过程中，对于食管黏膜的观察，可采用普通白光、碘染色、NBI（内镜窄带成像术）等多种方式。碘染色虽然认为是目前早期食管癌筛查的最有效方法之一，但是由于其对食管黏膜的刺激损伤以及操作相对复杂，显然不适合常规使用。那么在筛查中，是采取与胃黏膜观察相同的策略，先用白光发现病变，再使用光学或化学染色及放大等技术进一步判断，还是直接选择 NBI 取代白光进行食管全程观察？

病史简介
患者女性，56 岁，无自觉症状，体检行内镜检查。

一、白光及 NBI 观察

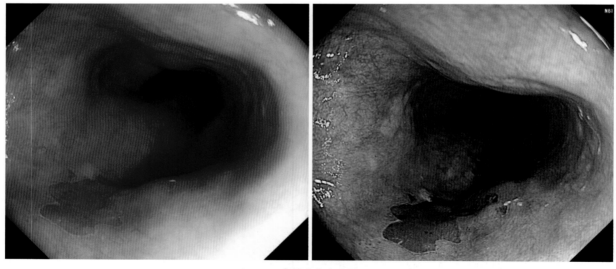

图 1-1　食管病变白光及 NBI

　　距门齿 20～21 cm 左后壁见宽约 0.5 cm 黏膜片状发红，边界清晰可见。NBI 下 BC（背景着色）阳性，边界显示更加清晰。

二、ME-NBI 观察

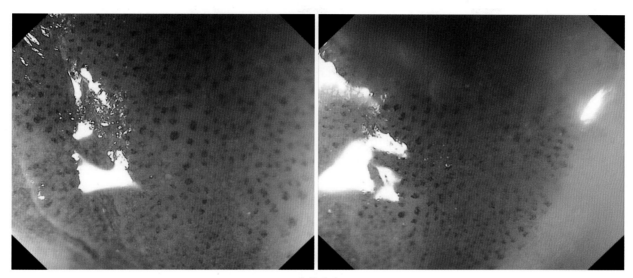

图 1-2　食管病变 ME-NBI

ME-NBI（放大内镜窄带成像术）下 DL（＋），IPCL 呈 V1 型（井上）、B1 型（JES）表现，考虑食管早癌，M1 层。

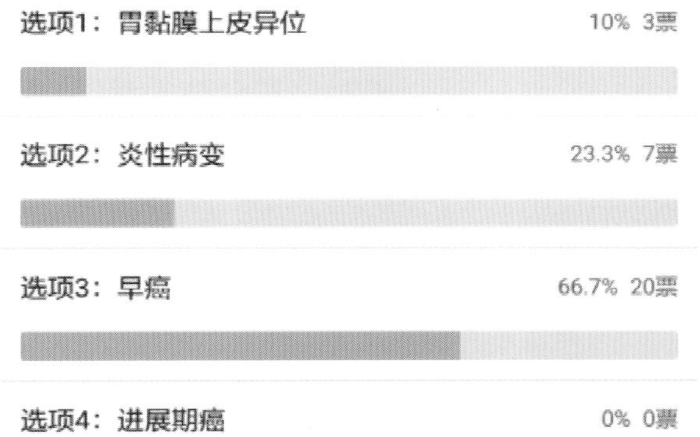

选项1：胃黏膜上皮异位　　　　　　　　　　　　10%　3票

选项2：炎性病变　　　　　　　　　　　　　　23.3%　7票

选项3：早癌　　　　　　　　　　　　　　　66.7%　20票

选项4：进展期癌　　　　　　　　　　　　　　0%　0票

图 1-3

根据上述图片，讨论者对病变组织学类型判断的投票结果

三、活检病理

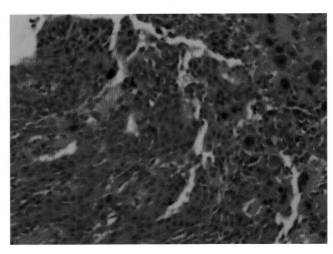

图 1-4
活检病理

纪小龙   ·活检图上显示杂乱分布的鳞状上皮,并且鳞状细胞大小不一,从细胞学上就可以诊断为食
管癌。此外细胞排列密集、胞质比例低下,分化程度上属于中等分化。在病理上,分化指细
胞从幼稚到成熟的过程。分化差等同于幼稚,意味着生长活跃;分化好则生长不活跃,就意
味着衰老。此外单凭活检图无法判断有无浸润及范围大小。
·内镜下已经诊断病变为 0-Ⅱb 型早期食管癌,大小约 1 cm×0.5 cm,病变浸润深度考虑为
基底膜以内,即 M1 层。活检病理证实内镜下诊断。因此属于 ESD 绝对适应证。

四、ESD（内镜黏膜下剥离术）治疗

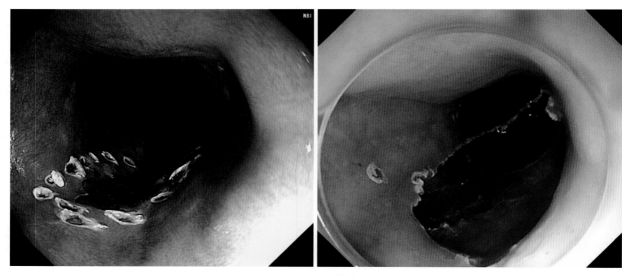

图 1-5 ESD 治疗

五、 术后病理

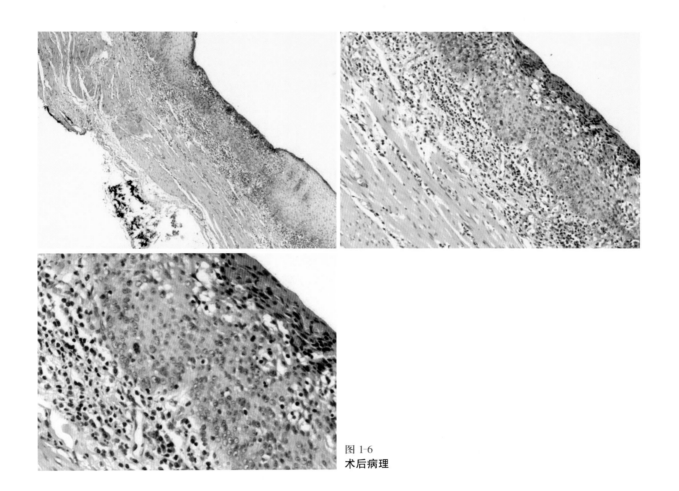

图 1-6
术后病理

点评

温红旭	·距门齿 20 cm 的食管黏膜异常会被先入为主地诊断为黏膜异位,从此例就提示不可想当然,仔细观察进行鉴别十分重要。
纪小龙	·ESD 的低倍图看到了全貌,凹陷部分是癌,两边是基本正常的鳞状上皮。因为分化差,胞质少,所以塌陷。高倍图发现鳞状上皮全层细胞排列紊乱,但基底膜完整,所以没有浸润,是原位鳞癌,也可以称为高级别上皮内瘤变。此外表面貌似看到角化,实际上是异型的鳞状上皮在蜕变。它的发红不是因为角化,而是因为胞质的减少、细胞的皱缩所形成的。
李晓波	·本例的要点难点在于发现,因其肉眼形态是 0-Ⅱb,若非色泽上发红明显,十分容易漏诊。此外,经对比就可发现,NBI 下对病变的存在性诊断及边界的判断更为容易。已有研究证实,NBI 对早期病变的检出率明显高于白光,且可以达到和碘染色相同的高灵敏度以及比碘染色更优越的特异度和准确度。所以在常规内镜检查流程中,建议全程使用 NBI 对食管黏膜进行观察。

延伸阅读

背景着色

背景着色（background coloration，BC）是指在用 NBI 观察食管黏膜时，食管黏膜上皮着色的情况。病变区域 IPCL（上皮乳头内毛细血管襻）之间的黏膜上皮如果发生颜色的改变称为 BC 阳性，如果没有颜色改变则称为 BC 阴性。

Minami 等对 294 处食管咽喉部早期鳞状细胞癌病变进行研究，发现 BC 对区分鳞状上皮良恶性病变的敏感性、特异性和总体准确性分别为 91.9%、76.7% 和 87.3%。正是由于如此高的敏感性及准确性，BC 对于区分食管黏膜的良性病变与鳞状细胞癌有着重要意义。虽然非放大 NBI 下无法对 IPCL 做出精准的判断，但是扩张不规则的 IPCL 在非放大 NBI 下显示为棕褐色区域，是食管癌诊断的独立危险因素。

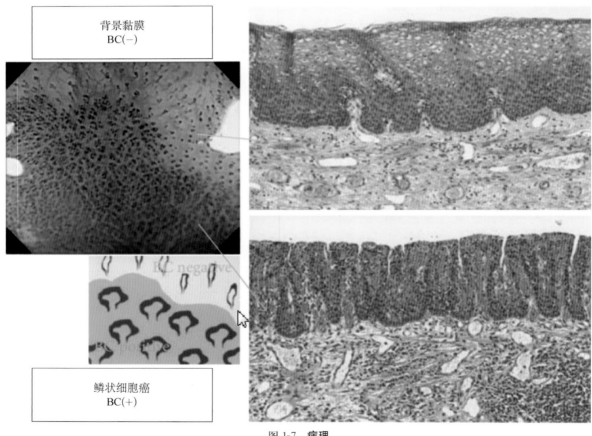

图 1-7　病理

所以在临床实践中，检查流程为使用 NBI 模式进行筛查，若发现 BC 阳性病变，再进一步使用放大技术观察 IPCL 来确定病变性质及浸润深度。

〔1〕 Ishihara R. Significance of each narrow-band imaging finding in diagnosing squamous mucosal high-grade neoplasia of the esophagus 〔J〕. Journal of Gastroenterology and Hepatology, 2009, 25(8): 1410-1415.

〔2〕 Minami H. Usefulness of background coloration in detection of esophago-pharyngeal lesions using NBI magnification 〔J〕. Gastroenterol Res Pract, 2012: 529782.

〔3〕 Minami H. Significance of background coloration in endoscopic detection of early esophageal squamous cell carcinoma 〔J〕. Digestion, 2014, 89(1): 6-11.

〔4〕 Muto M. Early detection of superficial squamous cell carcinoma in the head and neck region and esophagus by narrow band imaging: a multicenter randomized controlled trial 〔J〕. J Clin Oncol, 2010, 28(9): 1566-1572.

病例 2　食管 0-Ⅱa 型病变

分享者·李晓芳

引言：在长期理化因素如高度酒、过烫饮食等作用下，食管鳞状上皮过度增生，内镜下会出现片状发白，被称为过度角化，NBI下过度角化呈现灰白色，而在此基础上发生的早期癌，由于增厚的角化物质覆盖鳞状上皮，BC和IPCL可能均难以观察到，那么在临床中，对于此类病变该如何降低漏诊率？

病史简介
患者女性，73岁，无不适，体检行内镜检查。

一、白光及 NBI 观察

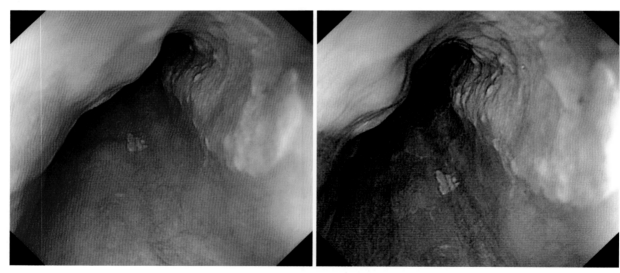

图 2-1　食管病变白光及 NBI

距门齿 26～27.5 cm 可见食管黏膜发白，边界清楚，轻微隆起，白色呈半透明状，提示角化。角化区形态欠规则，中心处稍发红，NBI下黄圈处角化覆盖不规则，高度怀疑早期食管癌可能。

二、卢戈液染色观察

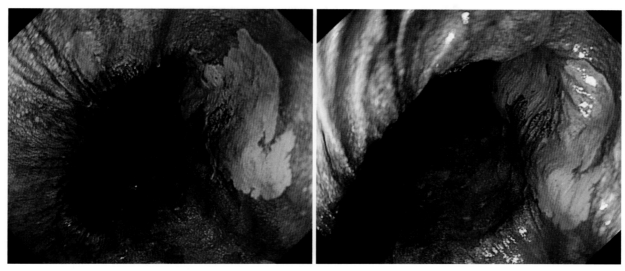

图 2-2　食管病变碘染

碘染后呈现边界清晰且欠规则的不染区。

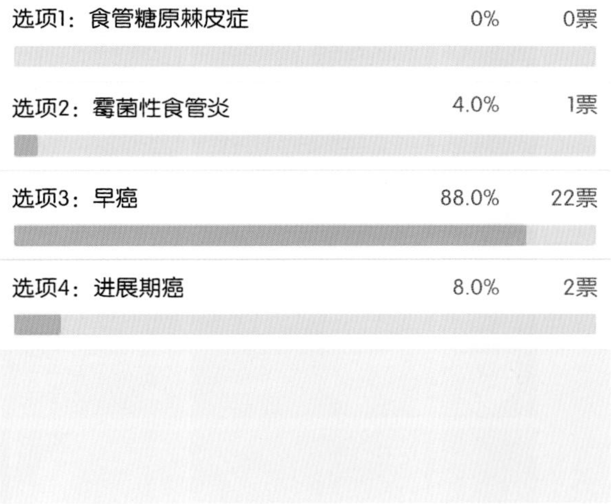

选项1：食管糖原棘皮症	0%	0票
选项2：霉菌性食管炎	4.0%	1票
选项3：早癌	88.0%	22票
选项4：进展期癌	8.0%	2票

图 2-3
根据上述图片，讨论者对病变组织学性质判断的投票结果

三、活检病理

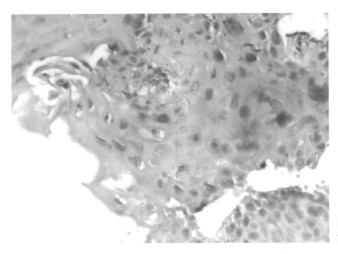

图 2-4
活检病理

上皮层内细胞极性紊乱，细胞核大小不一、深染，胞质尚丰富，考虑为分化程度高的食管早癌。

四、EUS 及标记后观察

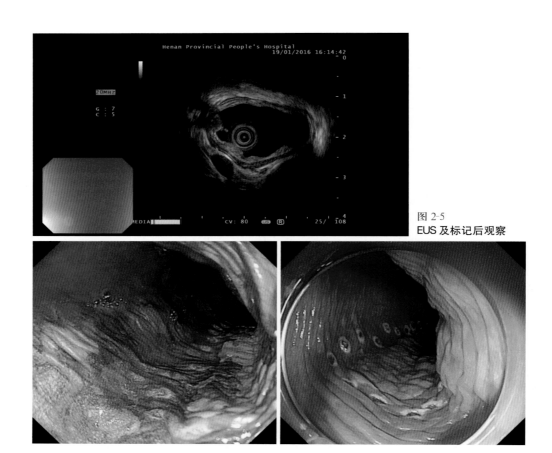

图 2-5
EUS 及标记后观察

　　EUS 示病变处黏膜层增厚，黏膜下层及固有肌层清晰完整。标记后观察席纹征阳性，提示病变深度在 EP/LPM 以内，属于 ESD 的绝对适应证。

五、 术后创面及标本

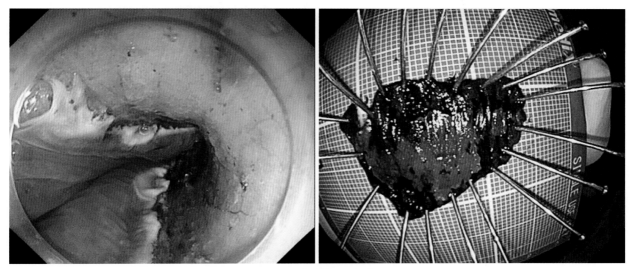

图 2-6　术后创面及标本

六、 术后病理

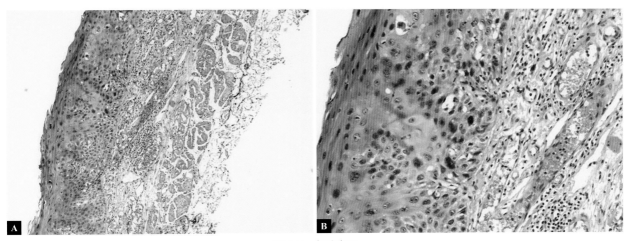

图 2-7　术后病理

点评

纪小龙　·图 2-7B 中,其左侧是表面上皮,右侧是基底膜,左侧表面存在角化,表层为一层正常的细胞,覆盖了下方的癌细胞。这个病变因为表面三分之一层是正常结构,所以可能会有很多病理医生不敢诊断为癌。但是食管鳞状细胞癌是从基底层起始的,因此表层完全可以是正常细胞,这种现象预示是分化好的癌。就术后病理图来说,这是个局限在鳞状上皮基底膜以内的早癌。

李晓波　·与大多数食管病变表现不同,此病变发生在食管黏膜角化症的背景下,因 NBI 模式中蓝绿光无法穿透正常上皮,故不出现褐色改变,放大下也难以观察到典型 IPCL。因此对于这类病变应重点关注角化规则与否,不规则提示异型增生,同时应仔细查找角化尚未覆盖部分进行放大等进一步观察;此外,碘染后,白光下观察是否有粉红征或者联合 NB 下观察是否有银染征也是一种有效的方法。另分享一个小经验:内镜下发现角化明显的病变大多为 M2 癌。

延伸阅读

食管黏膜角化症

食管黏膜角化症(esophageal epidermoid metaplasia)是指食管黏膜发生过度角化,多见于中下段食管,好发于有吸烟及酗酒史的中老年患者。它的内镜下特征包括:扁平隆起,半透明发白,边界清楚,表面呈现羽毛状、鳞片状或蓬松茸毛状,碘染色表现为淡染或不染,ME-NBI 下微血管不清晰。它的病理特征为上皮表层有厚实的过度角化层和清晰增厚的颗粒层。

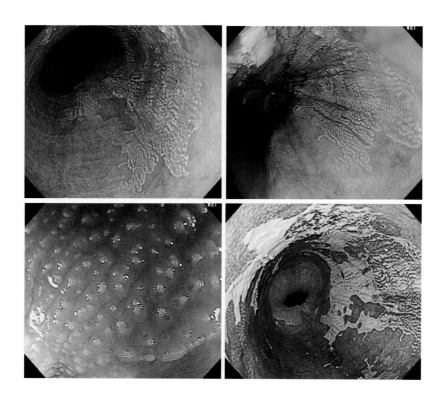

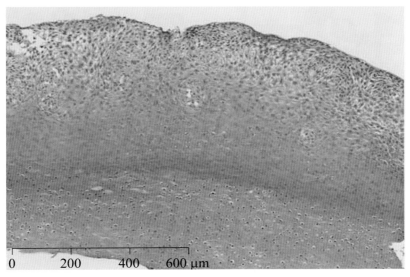

图 2-8　**食管黏膜角化**

　　而伴有角化的浅表食管癌，在 NBI 下 BC 阴性，ME-NBI 下微血管不清晰，白光胃镜下的特点为角化区域不规则以及角化未覆盖处轻微发红，碘染后可呈现粉色征。病理上多见于基底层型鳞状细胞癌。

［1］ Kitamura S. Epidermoid metaplasia of the esophagus with an unusual appearance on magnification［J］. Endoscopy, 2015, 47（Suppl 1）: E100-1.

［2］ Zhao Y, Fu Y W, Sun Q. A unique lesion of the esophageal mucosal epithelium: Low-grade intraepithelial neoplasia or basal-layer-type squamous cell carcinoma?［J］. Chin Med J（Engl）, 2017, 130（13）: 1619-1620.

［3］ Singhi A D. Esophageal leukoplakia or epidermoid metaplasia: a clinicopathological study of 18 patients［J］. Mod Pathol, 2014, 27（1）: 38-43.

病例 3　食管 0-Ⅱb 型病变(二)

分享者·汪 嵘

引言：不同于胃内复杂的炎症、萎缩、肠化背景，早期食管癌诊断难度相对要低于早期胃癌。但若一处病变，经反复多次活检，其内镜下特点会有何种变化，是否会有干扰诊断的情况发生？

病史简介
女性，58 岁，胸骨后不适，两年前外院胃镜诊断为食管炎，后多次内镜复查并多次活检。

一、 食管病变白光内镜观察

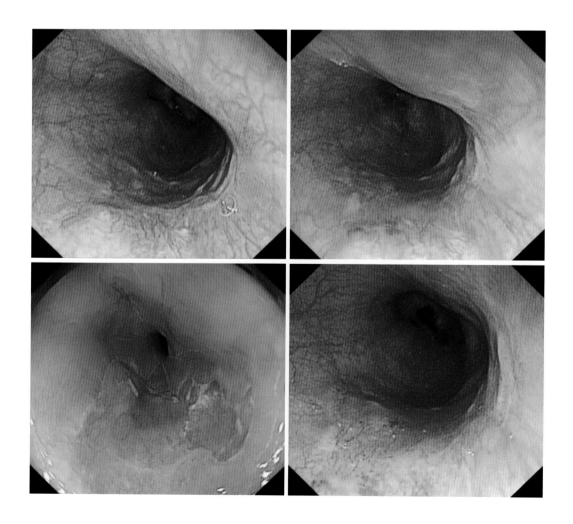

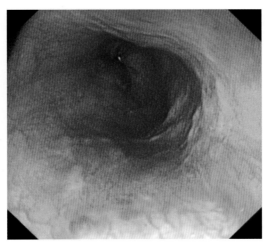

图 3-1
食管黏膜病变白光

距门齿 22 cm 后壁黏膜粗糙发红，长径约 2 cm，肉眼呈 0-Ⅱb 型，下方树枝状分支血管网透见消失，边界异常清晰，口侧呈圆弧状，需怀疑早期食管癌可能。

二、 食管病变 NBI 及 ME-NBI 观察

NBI 下病变背景着色阳性，褐色区域内部黏膜观察到细密的微血管，其表现为走行不一、直径各异、分布不均匀，与 B2 型 IPCL 有明显区别，也与 R 型 IPCL 较难对应，结合既往多次活检病理，需怀疑与反复炎症刺激增生相关，但不能排除低分化鳞癌，同样也需怀疑其他特殊类型，如异位胃黏膜上发生的异型增生。 另在褐色区域外可见到散在 B1 型 IPCL（图 3-2）。

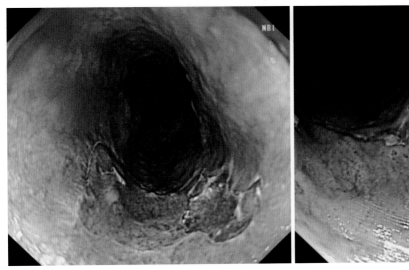
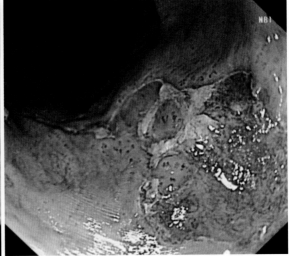

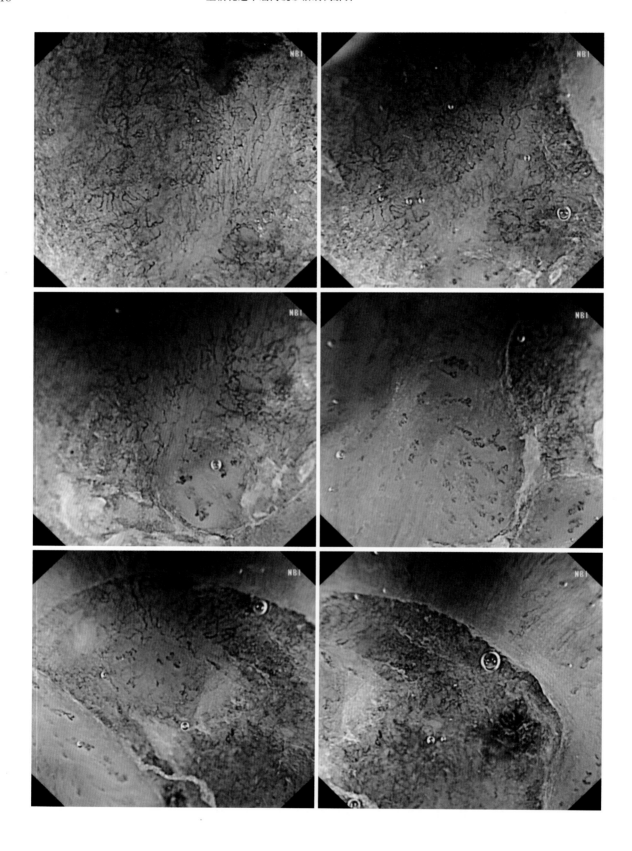

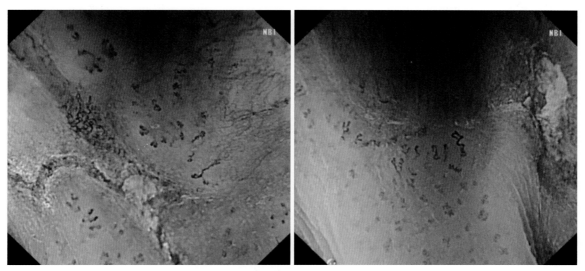

图 3-2 食管黏膜病变 NBI 及 ME-NBI

讨 论

· 胃黏膜异位的基础，微血管像胃黏膜，难道是腺癌？

青海省人民医院·刘芝兰

· 异常清晰的边界，不像典型的食管黏膜。鳞状上皮可以炎性、修复而呈现不同的微血管形态，病灶内不是典型 IPCL 中的"R"型血管。

攀枝花市中心医院·王小明

三、食管黏膜病变碘染观察

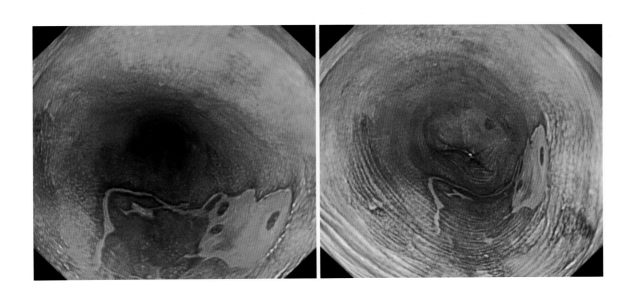

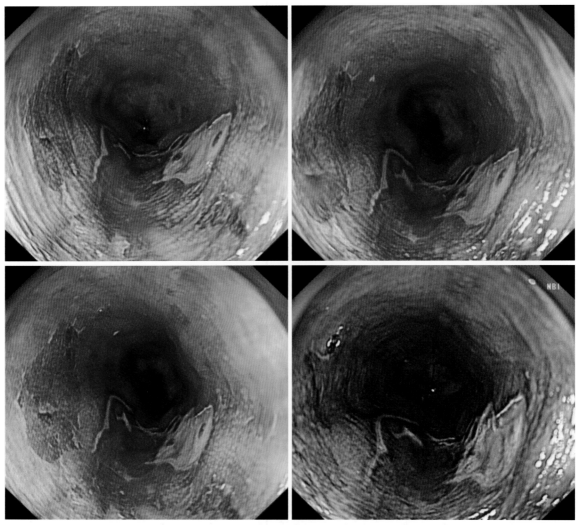

图 3-3 　食管黏膜病变碘染色

　　碘染色后发现病变整体染色不一致，右侧片状不染区与放大下细密微血管区吻合，左侧可见近环周的条状不染区，而中央区域呈现深染表现。此外，2～3 分钟后右侧片状区域白光下观察粉红征阳性或联合 NBI 观察银染征阳性，高度提示癌变可能，另整体病变柔软，可见席纹征。

四、 食管黏膜病变超声内镜观察

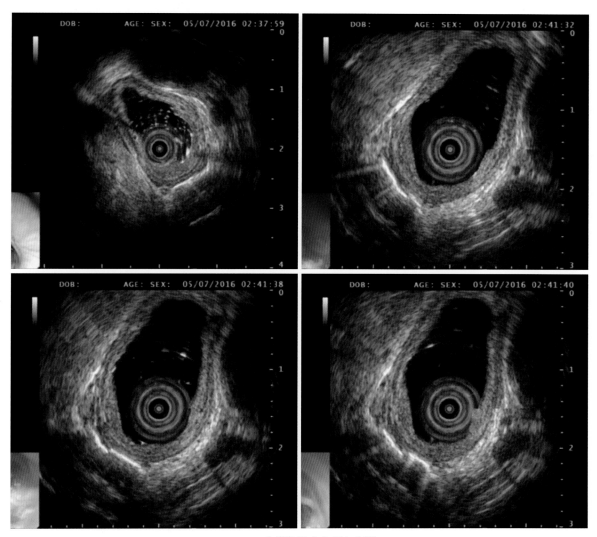

图 3-4　食管黏膜病变超声内镜

超声内镜观察发现黏膜层增厚，呈欠均匀低回声改变，黏膜下层基本完整，部分区域层次显示欠清。

五、 食管黏膜病变活检病理观察

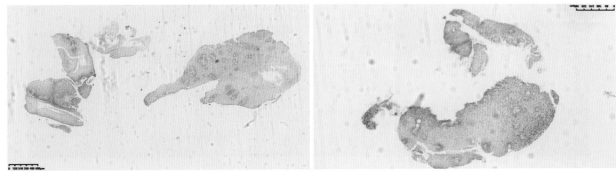

图 3-5　食管黏膜病变活检病理

病理报告：中度不典型增生，局部高级别上皮内瘤变。

 点 评

纪小龙 · 本例中上皮下出现密集分布的梭形细胞，包含肉芽组织及纤维细胞，伴有炎症细胞，提示存在炎症背景，此外鳞状上皮基底层出现异型细胞，可诊断为基底层型鳞状细胞癌。

鉴于内镜下观察病变边界清晰，约2 cm大小，占周径约1/4，NBI下BC阳性，放大下IPCL呈B1表现，部分细密、交错微血管，与B2或R型血管有差异，碘染色后病变中心区域呈浓染表现，右侧及周边可见不染区，粉红征及银染征均阳性，此外无明显隆起及凹陷，席纹征阳性，超声内镜下发现黏膜层增厚，黏膜下层基本完整，结合B1型IPCL，考虑早期食管癌，浸润深度M1-M2，结合活检病理，故采取ESD治疗。

六、ESD 治疗

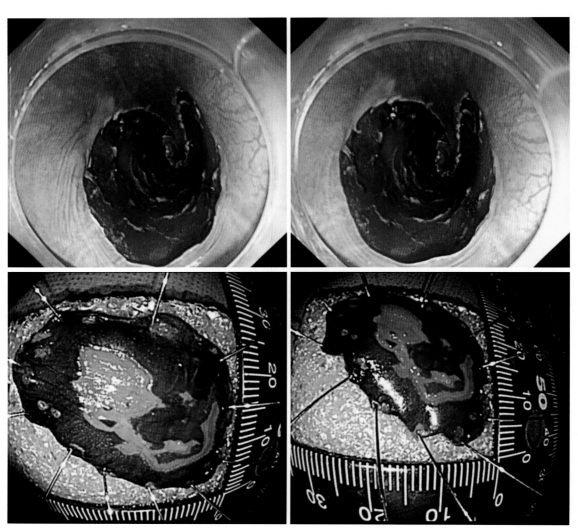

图 3-6　ESD 治疗

七、ESD 后病理

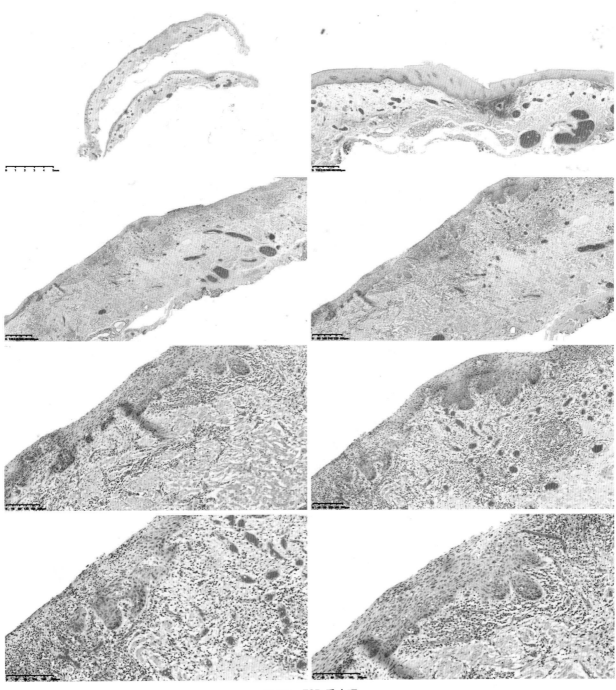

图 3-7　ESD 后病理

讨 论

·原位癌，局部向基底部出芽生长。早期浸润前期。

宁夏医科大学病理科·董俭达

　　术后病理报告：中度不典型增生。

点 评

纪小龙　　·术后病理图提示：食管克罗恩病伴基底层型鳞状细胞异型增生。本例是慢性炎性病变基础上发生的鳞状上皮增生到异型增生。与食管癌的特征一样，克罗恩病变的特点也是病变处与周围组织分界清楚。

李晓波　　·常见的食管早癌，其边界显示的是背景着色及微血管变化的边界，因此白光胃镜下边界不一定十分清晰，使用 NBI 及碘染后可清晰显示；而克罗恩病在上消化道的发病率，食管应是低于胃及十二指肠的，内镜下特征性改变为边界清晰可见的阿弗他样病变、糜烂及圆形、不规则溃疡，严重者出现纵行溃疡及瘘管。本例中边界在白光胃镜下异常清晰，符合克罗恩病的内镜表现，此外 ME-NBI 下缺乏典型 IPCL 变化，呈现细密紊乱的微细血管，与炎症及低分化癌难鉴别，但结合碘染后粉红征及 NBI 下银染征等表现，仍能判断肿瘤性病变无疑，最终病理诊断证实是克罗恩病基础上发生的异型增生。虽然能够结合病理作如上分析，但实际临床诊断异常困难，病理诊断也异常困难，本例需经非常有经验的病理医生才能获得诊断。

病例 4　　口咽部、食管、胃多发同时性癌

分享者·赵　锐

引言：对食管黏膜的观察，相比白光，NBI 对于发现早期胃癌的敏感性及特异性均更高，达到媲美碘染色的效果，所以对于内镜筛查中食管黏膜的观察，使用 NBI 全程观察已经形成共识。口咽部黏膜同样为鳞状上皮，但因为口咽部并不在上消化道内镜筛查范围内，所以对于口咽部黏膜的观察并未达成共识，但笔者认为，在内镜筛查过程中，食管癌合并口咽部癌的比例并不低，所以建议内镜检查过程中同时仔细观察口咽部黏膜以尽早发现早期病变。

病史简介

患者男性，60 岁，"外院发现食管病变 1 个月"就诊。患者在外院先后两次胃镜检查，发现食管中段局部黏膜粗糙，两次活检均提示灶性高级别上皮内瘤变，为进一步诊治至我科就诊。

病灶一：　右侧批裂病灶

一、白光及 NBI、ME-NBI 观察

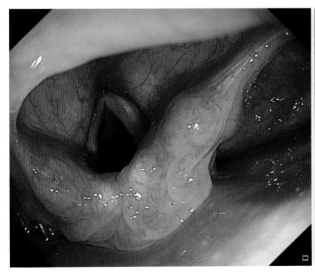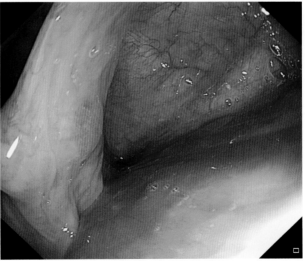

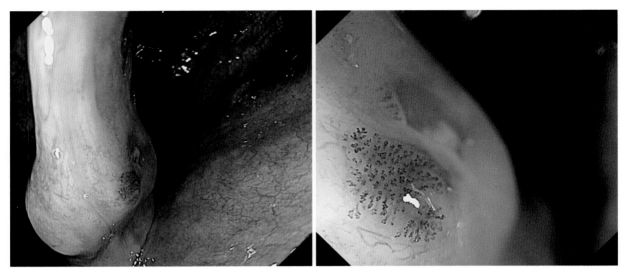

图 4-1　批裂病灶 WLI 及 NBI、M-NBI

右侧批裂发红、轻微隆起性病变,边界清晰,大小约 0.3 cm,NBI 下 BC(＋),ME-NBI 下可见扭曲、延长的 IPCL,呈 V1 型(井上),B1 型(JES)改变,考虑早期鳞状上皮癌,深度为 M1 层。

二、 活检病理

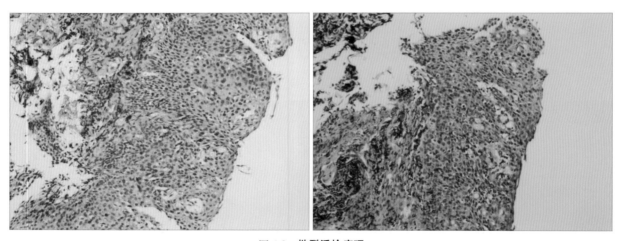

图 4-2　批裂活检病理

纪小龙　·鳞状上皮原位癌(高级别上皮内瘤变)。

赵　锐　·口咽部病灶仅约 0.3 cm 大小,且初次活检后病灶已所剩无几,因此治疗方式上选择 EMR。

三、EMR 治疗及标本

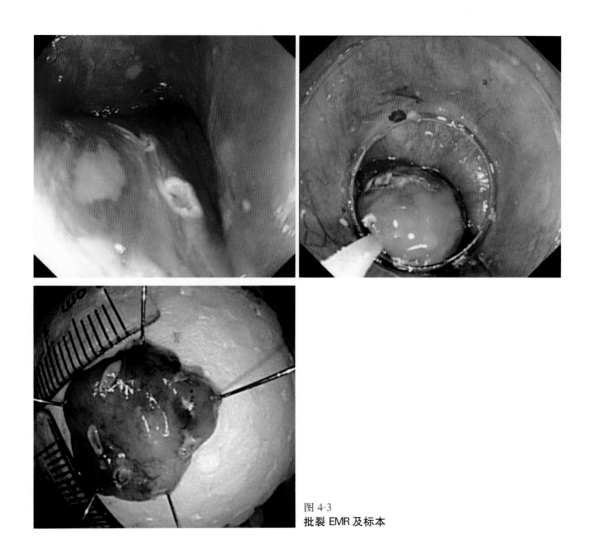

图 4-3
批裂 EMR 及标本

四、术后病理

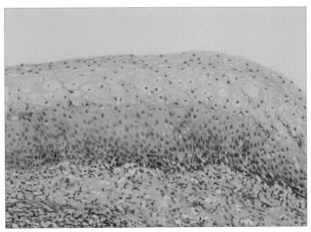

图 4-4
术后病理

点 评

纪小龙 · 鳞状上皮下 1/2 癌。

五、1 个月后复查

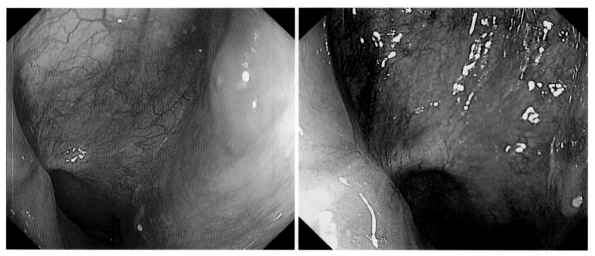

图 4-5 术后 1 个月复查白光及 NBI

瘢痕形成良好,未见异常背景着色。

病灶二: 食管中段病灶

一、白光观察

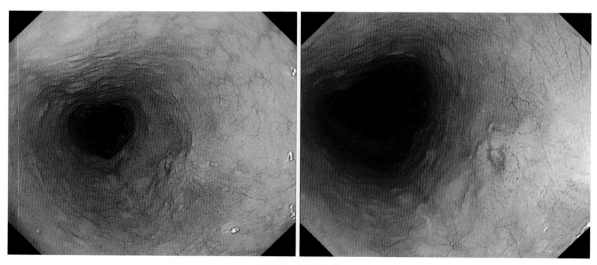

图 4-6 食管白光

白光胃镜下可见右侧壁约 2 cm×1 cm 黏膜粗糙颗粒状、不规则发红，下方分支血管网透见消失，整体病变呈 0-Ⅱb 表现，近口侧为 0-Ⅱa 型表现，考虑外院钛夹定位后组织损伤修复所致。

二、 NBI 观察

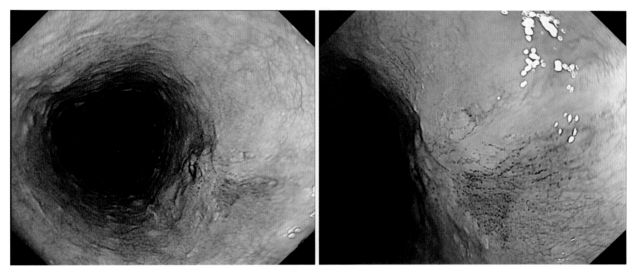

图 4-7　食管 NBI

NBI 下部分区域背景着色阳性。

三、 ME-NBI 观察

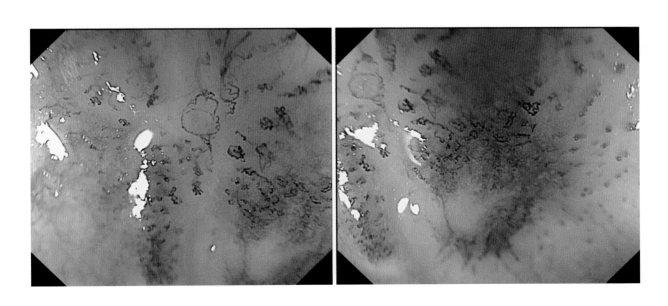

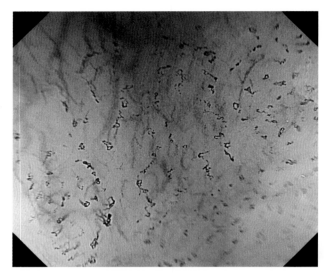

图 4-8
食管 ME-NBI

ME-NBI 下可见 IPCL 呈 V1（井上），B1（JES）表现。考虑为 EP 层（M1 层）的早期食管癌。

四、卢戈液染色观察

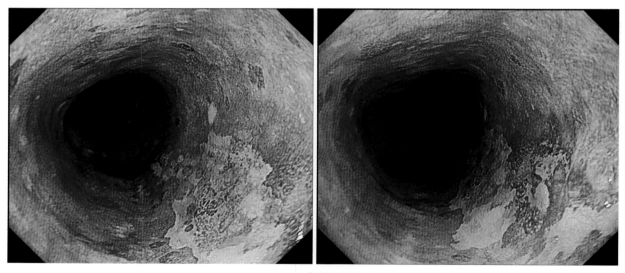

图 4-9　食管碘染图

碘染后可见不染及淡染区，边界清晰，等待 2～3 分钟后出现粉红征。

选项1：炎症   0% 0票

选项2：低级别上皮内瘤变   2.2% 1票

选项3：高级别上皮内瘤变   26.1% 12票

选项4：粘膜内癌   56.5% 26票

图 4-10

根据上述图片，病例讨论者对食管病变组织学类型的判断

五、活检病理

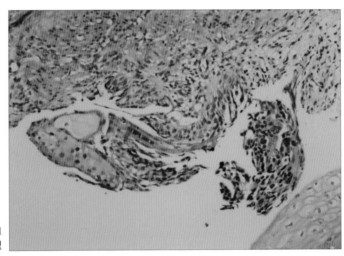

图 4-11
活检病理

病理报告显示黏膜慢性炎症，部分鳞状上皮增生，灶性鳞状上皮重度异型增生。

纪小龙   ·鳞状上皮基底层细胞癌变，且仅限于基底层细胞，而表层正常。

因诊断为 M1 层的早期食管癌，选择使用 ESD 方式进行治疗。

六、ESD 创面及标本

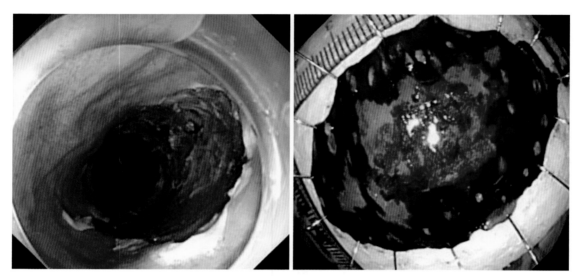

图 4-12 食管 ESD 创面及标本

七、术后病理

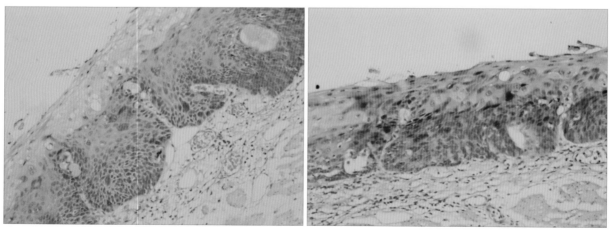

图 4-13 术后病理

点评

纪小龙   ·鳞状上皮下 1/2 癌。

病灶三： 胃体上部后壁病灶

一、 白光及靛胭脂染色观察

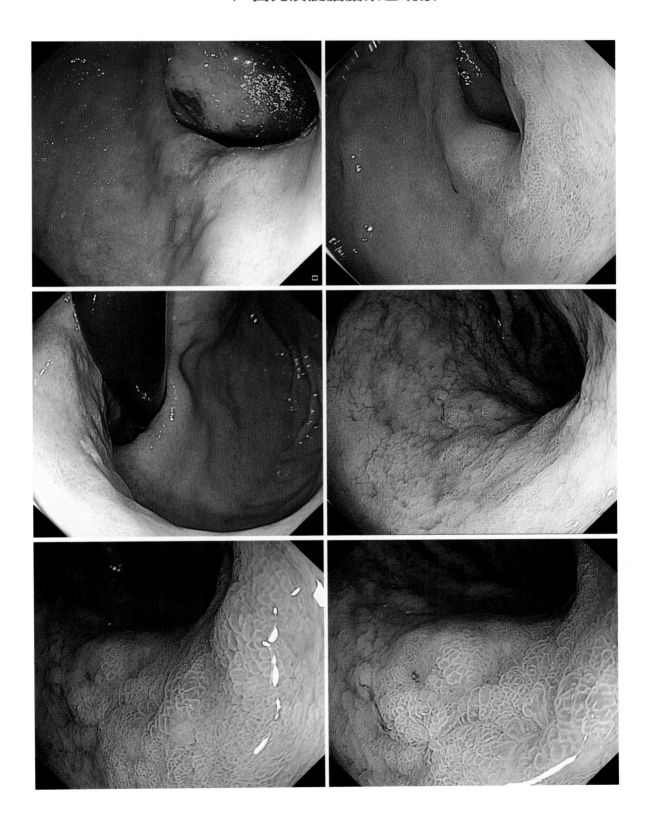

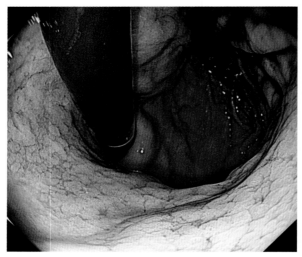

图 4-14
胃体病灶白光及靛胭脂染色

　　胃体上部后壁发红病灶,大小至少4 cm×4 cm,白光胃镜下表面粗糙呈颗粒绒毛状,大小不一,整体病灶轻微隆起、局部凹陷,但整体弧度存在,考虑黏膜内可能大,靛胭脂染色后边界清晰,病变区域胃小区与背景明显不同,边界清晰,绒毛状结构不规则拉伸,需怀疑未分化癌可能。

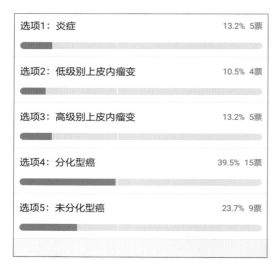

选项1: 炎症	13.2% 5票
选项2: 低级别上皮内瘤变	10.5% 4票
选项3: 高级别上皮内瘤变	13.2% 5票
选项4: 分化型癌	39.5% 15票
选项5: 未分化型癌	23.7% 9票

图 4-15
根据上述图片,讨论者对胃病变组织学性质判断的投票结果

讨　论

· 窝间距(IP)增宽,表面绒毛状,局部腺体稀疏,中低分化考虑。

宁波市医疗中心李惠利东部医院·徐勤伟

二、NBI 及 M-NBI 观察

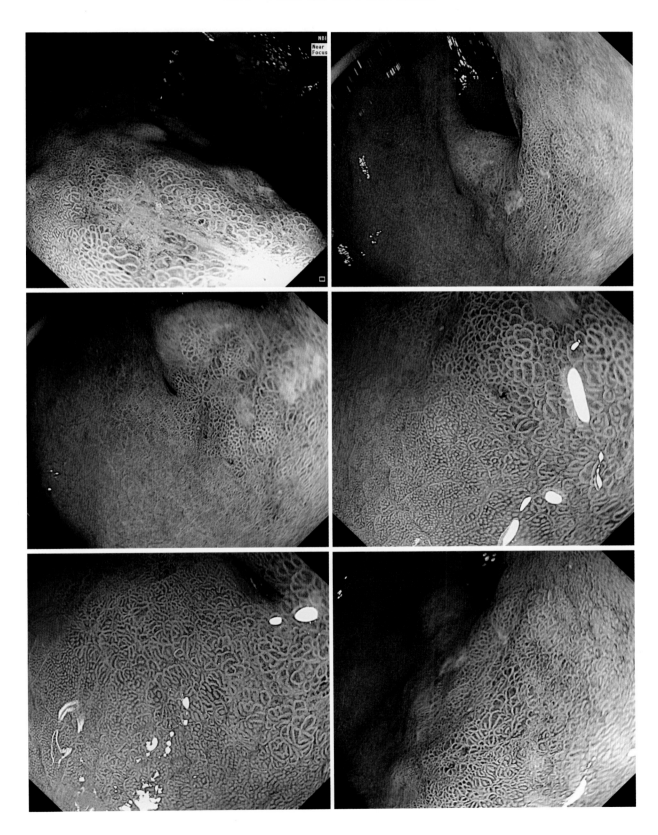

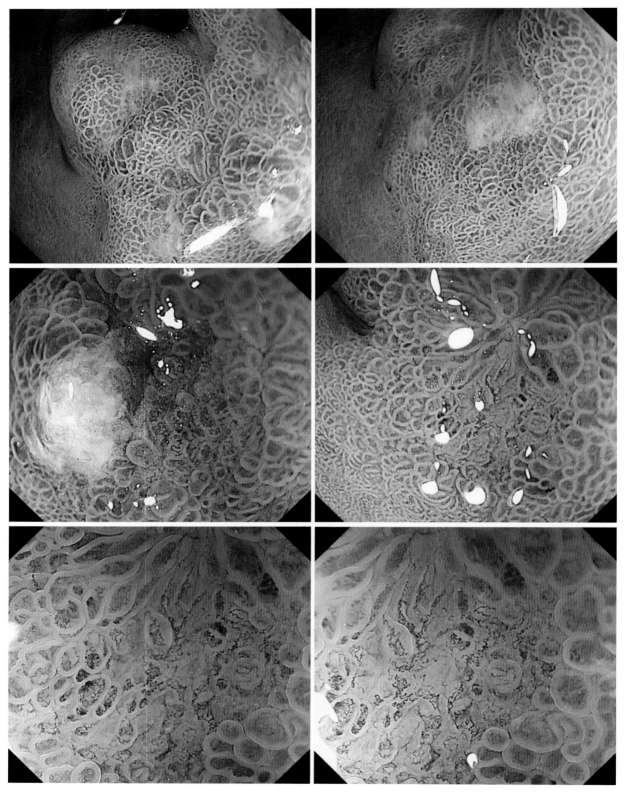

图 4-16　胃体病灶 NBI 及 M-NBI

　　病变分界线（DL）清晰，隐窝边缘上皮（MCE）大小不等、形态不一、方向各异，窝间部（IP）有明显拉长增宽表现，部分区域 MCE 融合表现，局部 MCE 缺失不可见，微血管扭曲、扩张，局部稀疏且未走行于 IP 内，部分区域可见 VEC，诊断考虑为未分化型癌。

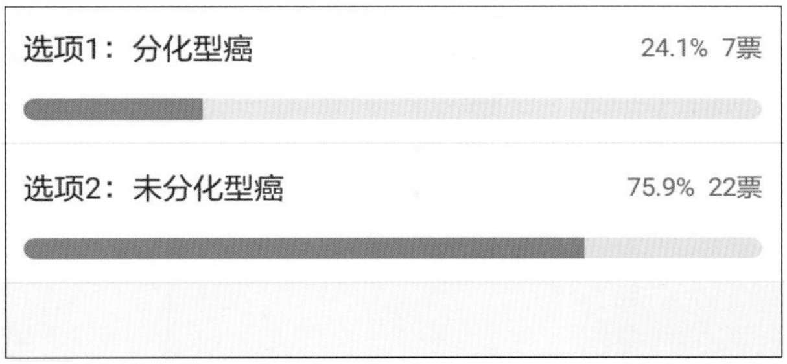

| 选项1：分化型癌 | 24.1% 7票 |
| 选项2：未分化型癌 | 75.9% 22票 |

图 4-17
根据上述图片，讨论者对胃病变分化程度判断的投票结果

讨 论

· ME-NBI 下边界明显小于白光边界，且有典型的螺旋状血管（csp）提示未分化癌，有必要做 EUS 明确深度。

雅安市人民医院·邵泽勇

· 典型的窝间距（IP）增宽，腺体融合，考虑低分化。

宁波市医疗中心李惠利东部医院·徐勤伟

三、EUS 观察

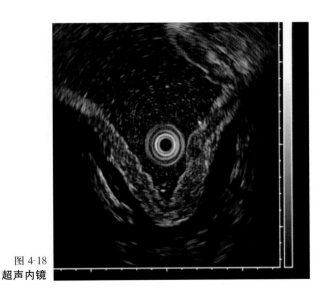

图 4-18
超声内镜

　　EUS 显示病变处黏膜层至黏膜下层增厚，相互之间界限欠清晰。

　　三处病灶最后均采用了内镜切除的方式进行治疗，胃部病变行 ESD 的原因在于活检病理并未能准确提示，因此术前希望大标本进一步明确诊断。此外，咽喉、食管行内镜下治疗时，再增加胃内病变 ESD 切除，不增加患者费用。

四、术后病理

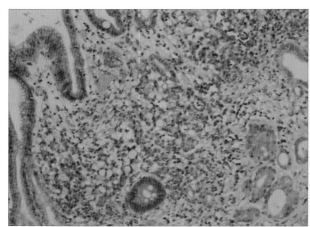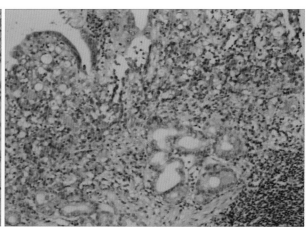

图 4-19　术后病理

点评

纪小龙　· 胃黏膜浅层印戒细胞癌，因上述两张图未展示黏膜全层，故无法判断浸润深度。

李晓波　· 本例在口咽部、食管、胃内存在三处肿瘤性病变，十分少见。口咽部及食管病变性质均为鳞状细胞癌，与胃内病变无相关性，通过 NBI 及放大能确定性质及浸润深度，选择内镜下治疗正确。而对于胃内病变，若形态上为凹陷型病变，部位位于胃体，表面结构缺失，血管呈螺旋形或稀疏的，周围腺管显著扩大或融合者，一定要考虑未分化可能。结合此病变，内镜下已经有典型的上述表现且大小明显超过 2 cm，超出内镜治疗的适应证，因此应选择外科手术治疗；但正如术者所描述，术前活检病理并未能提供足够证据。因此，在病理不明确的情况下，应选择定向活检，行 4 象限阴性活检来确定真正的边界和切除范围。

延伸阅读

基底层鳞状细胞癌

基底层鳞状细胞癌（basal-layer-type squamous cell carcinoma）是指局限于下 1/2 上皮层内的鳞状细胞癌，其特点在于细胞异型性大，多以向下浸润为主要特点。这种类型病变与低级别上皮内瘤变较易混淆，区别点在于细胞异型性的大小。此外由于对于癌定义不同，东西方病理学界对于此类型病变仍有争议，但不可否认，基底层型鳞状细胞癌有着明显区别于低级别上皮内瘤变的恶性潜能。此类病变在普通白光内镜下易漏诊，而在 NBI 及放大技术辅助下，通过背景着色及 IPCL 分类等方法，可明显提高发现率，此外有相当一部分基底层型鳞状细胞癌在内镜下发现存在角化过度。

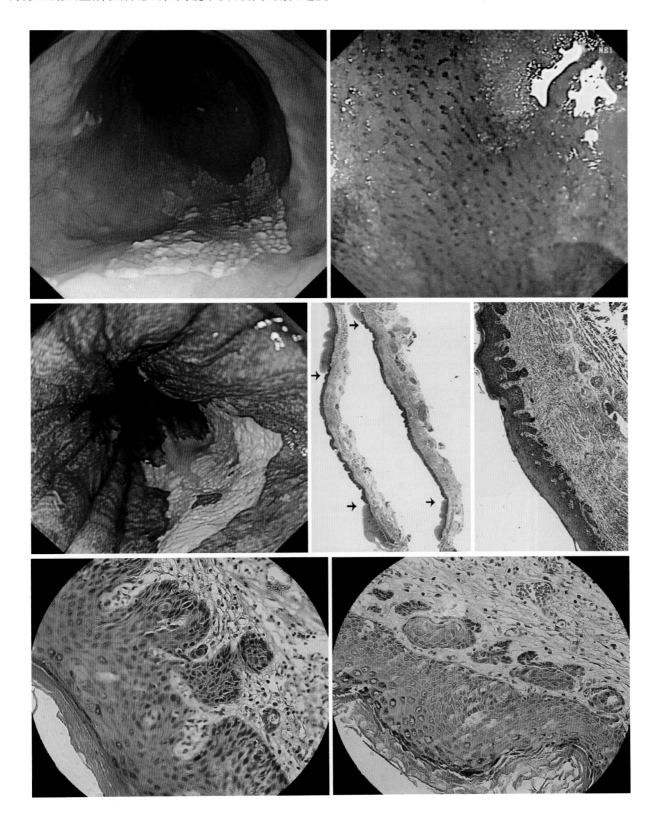

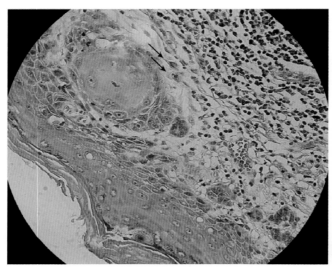

图 4-20
基底层鳞状细胞癌

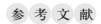

［1］ Zhao Y，Fu Y W，Sun Q. A unique lesion of the esophageal mucosal epithelium: Low-grade intraepithelial neoplasia or basal-layer-type squamous cell carcinoma?［J］. Chin Med J（Engl），2017，130(13): 1619-1620.

［2］ Goda K. Clinical impact of narrow-band imaging magnifying endoscopy for 'basal layer type squamous cell carcinoma' in the esophagus［J］. Digestive Endoscopy，2011，23: 75-78.

［3］ Singhi A D. Esophageal leukoplakia or epidermoid metaplasia: a clinicopathological study of 18 patients［J］. Mod Pathol，2014，27(1): 38-43.

第 2 章
胃部病变

病例5　胃部多发性 0-Ⅱa+Ⅱc 型病变

分享者·杨　歆

引言：在临床上，我们有时会遇到内镜诊断和病理诊断不相符的情况，比如有些胃部病灶在内镜下高度怀疑为肿瘤性病变，但是活检病理结果却是慢性炎症、肠化。此时，应该如何处理？当在胃部发现1处肿瘤性病灶后，我们可否只是把内镜观察的焦点集中在该病灶上，还是仍需要全面精细检查，观察是否存在多发的肿瘤性病灶？

病史简介

患者男性，61岁，进食梗阻感1个月余，Hp(＋)。

一、第一次胃镜检查

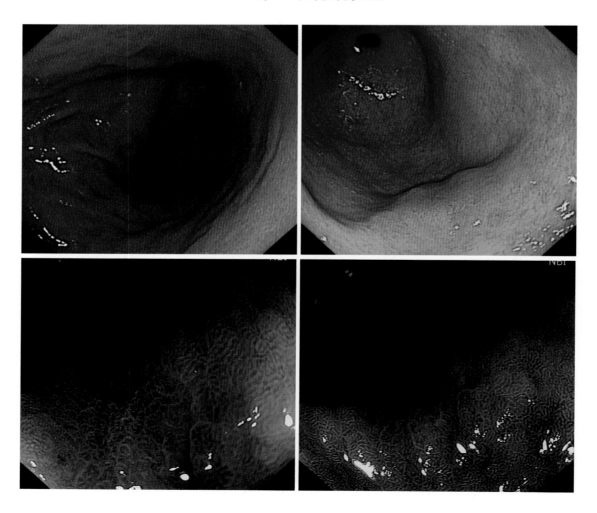

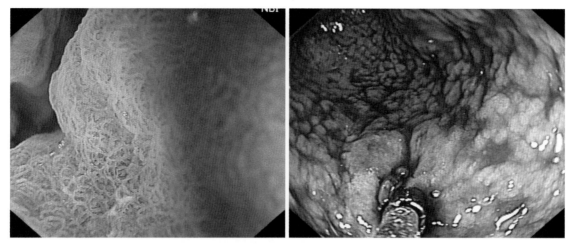

图 5-1 第一次胃镜检查表现

全胃黏膜充血水肿。胃窦黏膜红白相间,以白为主,黏膜下血管透见,大弯侧见 1 处 0-Ⅱa+Ⅱc 型病变,大小约 2.5 cm×2.0 cm,表面发红,形态不规则,NBI 显示病变呈褐色改变,ME-NBI 显示 DL(+),MCE 细密,大小不等,排列不规则,MV 密度增高,稍扩张、扭曲。提示肿瘤性病变可能性大。

萎缩性胃炎	0票 0%
萎缩性胃炎伴肠化	8票 28.6%
早期胃癌	20票 71.4%
胃腺瘤	0票 0%

图 5-2
根据上述图片,病例讨论者对此病灶性质判断的投票结果

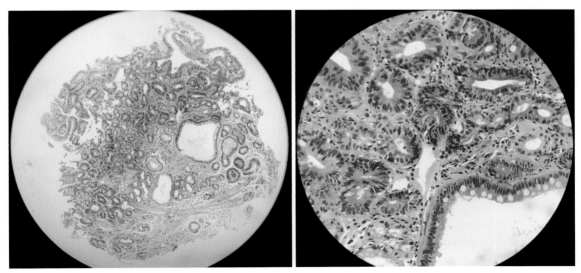

图 5-3 第一次胃镜活检病理

活检病理结果：（胃窦）黏膜慢性炎症伴肠化。

二、 抗 Hp 治疗 14 天后复查胃镜

1. 白光观察

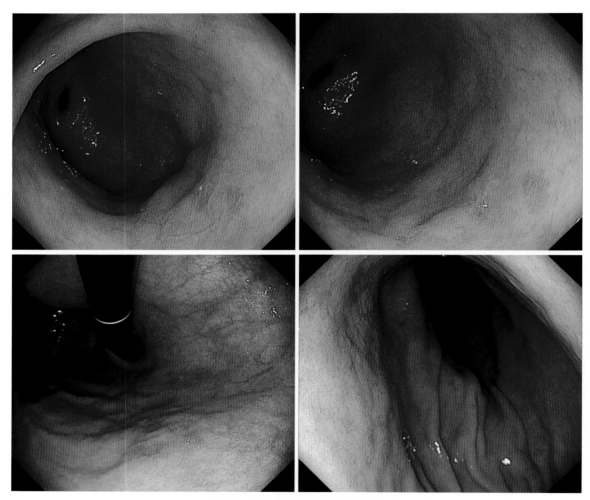

图 5-4　第 2 次胃镜检查的白光表现

全胃黏膜充血、水肿，可见多发片状红斑。胃窦黏膜以白相为主，黏膜下血管透见，大弯侧 0-Ⅱa＋Ⅱc 型病变隆起程度较前减轻。胃体小弯侧、前壁、后壁至贲门处黏膜发白，黏膜下血管透见，胃体前壁见 1 处 0-Ⅱa＋Ⅱc 型病变，表面发红，形态不规则，大小约 2.5 cm×1.8 cm（图 5-4）。

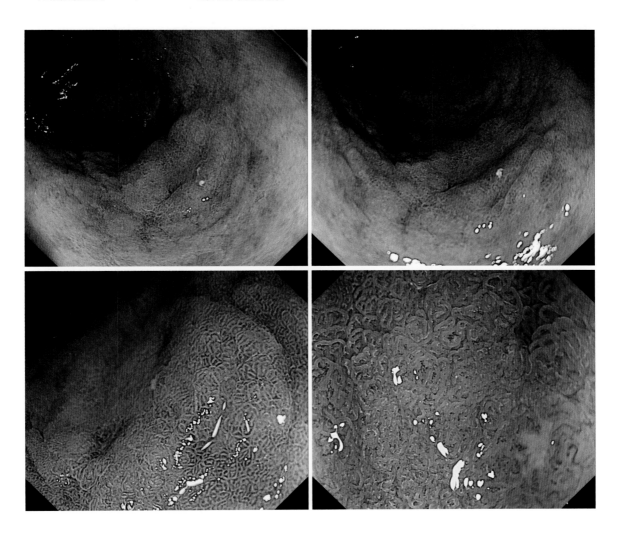

✅ 胃窦		1票 5.3%
✅ 胃体		6票 31.6%
✅ 胃体、胃窦均有		12票 63.2%
✅ 未见明显病灶		0票 0%
✅ 胃体、胃窦均有		12票 63.2%

图 5-5
根据以上白光图片,病例讨论者对疑诊为肿瘤性病灶的投票结果

2. 胃窦病灶的 NBI、ME-NBI、染色内镜观察

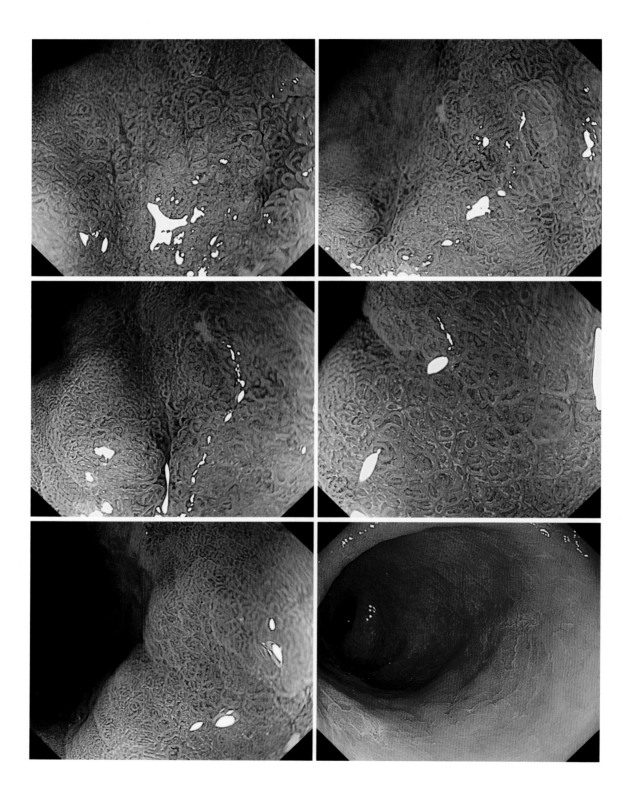

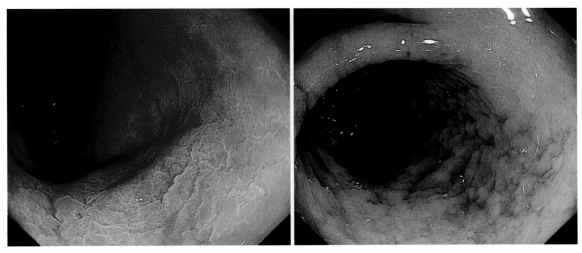

图 5-6　胃窦病灶的 NBI、M-NBI 和染色内镜表现

NBI 显示胃窦病灶呈褐色改变，边界清晰。ME-NBI 显示背景黏膜可见 LBC，病灶 DL 阳性，MCE 细密，排列轻微不规则，可见 WOS，排列轻微不规则，微血管密度增高，形态规则。提示胃窦病灶异型度较低，主要考虑胃腺瘤和分化型早期胃癌相鉴别。该病灶形态可随吸气和注气而变化，靛胭脂染色后观察，未见台状隆起表现，提示病变位于 M/SM1 层。因此，决定进行 ESD 治疗。

点 评

许良璧　·这个病变的 ME-NBI 特征以 MS 不规则改变为主，MCE 缩小而密集，MV 虽有扩张但仍局限在 IP 内部。

李晓波　·当一个胃部病灶只是呈现出 MCE 异常，MV 无异常表现时，需要注意观察是否存在 WOS，这是勾勒 MCE 结构的一种表现。但不论是否存在 WOS，当 MCE 不清晰时（可能因为病变腺管变浅、IP 缩小所致，具体机制请参考日本学者八木一芳的理论），要考虑腺瘤的可能。

·当内镜诊断和病理诊断不相符时，内镜医生需要和病理科医生沟通，必要时可考虑请外院更有经验的病理科医生会诊，或者复查内镜精查，在 ME-NBI 指导下行靶向活检，这样可能会提高诊断的准确性。如果术前活检病理没有提示肿瘤性病变，我是反对行诊断性 ESD 的。

纪小龙　·从第一次胃镜检查的病理组织学图片看，可以诊断为高级别上皮内瘤变。

3. 胃窦病灶 ESD 术后病理

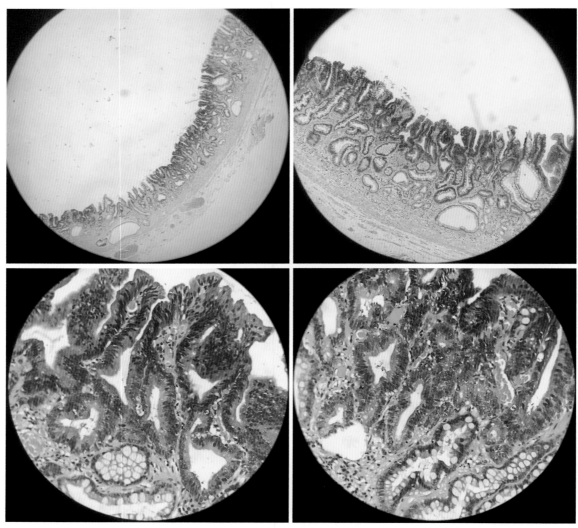

图 5-7　**胃窦病灶 ESD 术后病理**

纪小龙　　·以上的 ESD 术后病理组织学图片提示高级别上皮内瘤变，与第一次胃镜检查的活检结果是一致的。

4. 胃体病灶精查

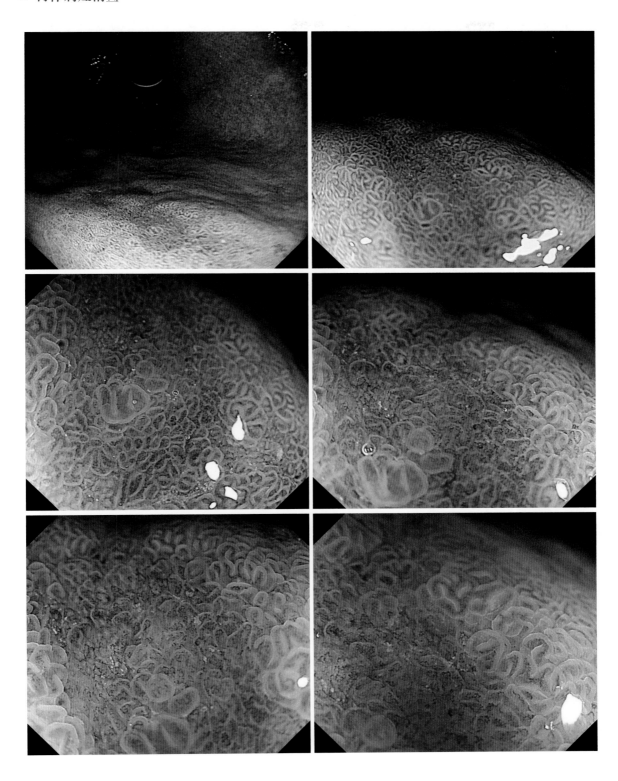

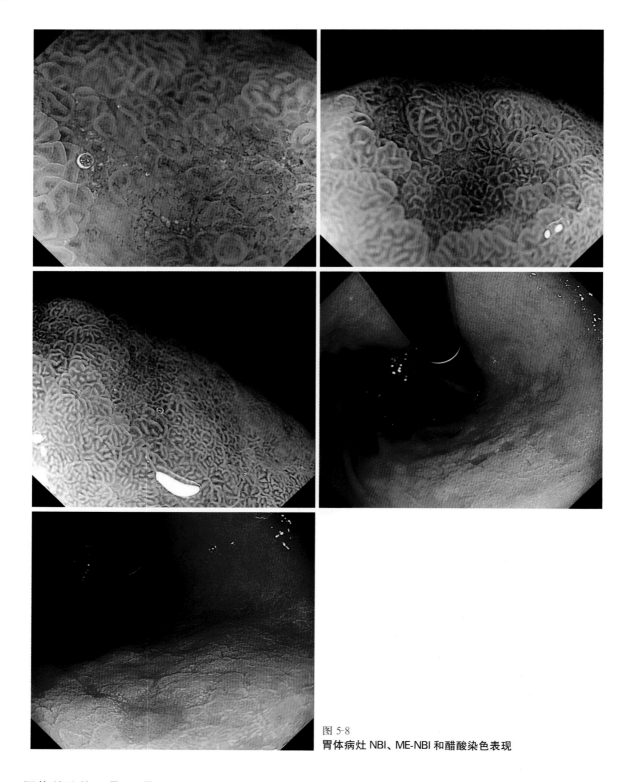

图 5-8
胃体病灶 NBI、ME-NBI 和醋酸染色表现

　　胃体前壁的 0-Ⅱa+Ⅱc 型病变位于萎缩区域内,表面发红,形态不规则,大小约 2.5 cm×1.8 cm。NBI 显示病灶呈褐色改变。ME-NBI 显示 DL(+),MCE 大小不等,排列不规则,部分 MCE 不清晰,微血管规则。醋酸染色后,见病灶的凹陷处不着色,发红明显。提示该病变为分化型胃癌可能性大。该病变未见明显隆起、凹陷,无僵硬感,形态可随吸气、注气而变化,考虑病变位于 M/SM1 层。所以也决定行 ESD 治疗。

5. 胃体病灶 ESD 术后病理

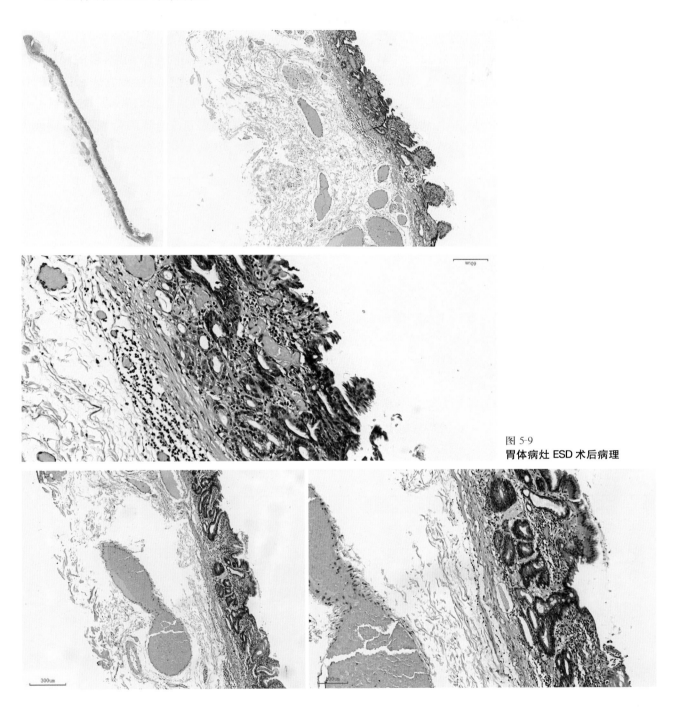

图 5-9
胃体病灶 ESD 术后病理

胃体病灶 ESD 术后病理结果：（胃体）高分化黏膜内癌。

 点 评

纪小龙　　　·这个病灶的病理组织学图片显示"黏膜内横向浸润性高分化腺癌"（类似于大肠肿瘤的侧向发育的模式）。

李晓波

· 胃体病灶是在做胃窦病灶精查时发现的另一处可疑肿瘤性病变,说明内镜医生的早癌筛查意识很强,内镜图片也很精美。不过,在没有术前病理确认为肿瘤性病变的情况下,建议不要行所谓的"诊断性 ESD"。

· 这个病例很值得大家参考、学习。从这个病例的讨论过程中我们可以知道,目前胃部平坦型腺瘤在国内并未得到重视。胃腺瘤其实并不少见,只是很多内镜医生对它缺乏足够的认识。这个病例也再次提醒我们,需要警惕多发性胃癌的可能性! 当我们发现一处可疑肿瘤性病变时,不要过快地将注意力集中在这个病变上,还是要先完成全胃的精细观察,筛选出所有可疑病灶,再逐个进行 ME-NBI、染色等进一步观察,以免漏诊其他可疑病灶。

延伸阅读

早期胃癌的内镜诊断(一):如何使用常规白光胃镜发现可疑癌性病变

1. 检查前准备

未经正确检查前准备的胃黏膜表面经常有较多黏液和泡沫附着,这将影响胃镜观察质量,增加冲洗黏膜的时间。患者可以在胃镜检查前 30 分钟口服含有去黏液剂及去泡剂的溶液,以提高胃镜观察质量和效率。八尾建史教授推荐的日本配方为:链霉蛋白酶 20 000 U + 碳酸氢钠 1 g + 二甲硅油 10 ml 溶于 100 ml 水中。

2. 使用解痉剂

胃壁的蠕动会影响内镜医生对胃黏膜的精细观察。建议在胃镜插入前先给予解痉剂抑制胃蠕动,比如丁溴东莨菪碱 10~20 mg 肌内注射或静脉推注。如果患者因存在禁忌证(如心血管疾病、青光眼等),可改用胰高血糖素 1 mg 抑制胃蠕动。

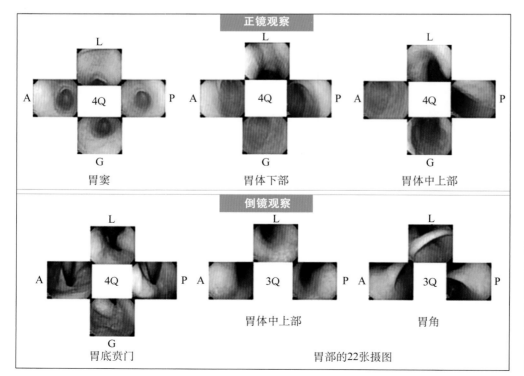

图 5-10
八尾建史教授所推荐的胃部摄图方案:正镜观察时,胃窦、胃体下部及胃体中上部,分别按照前壁、后壁、大弯侧、小弯侧各留 1 张图;倒镜观察时,胃底贲门部共留 4 张图,胃体中上部和胃角各留 3 张图;共 22 张图

3. 避免观察盲区

①注气适当扩张胃壁。②冲洗胃壁上的黏液和泡沫。③整个胃部摄图,推荐常规留图 22 张。如发现病灶,则需额外留图。

4. 观察胃部背景黏膜,评估胃癌风险

观察胃部黏膜是否存在幽门螺杆菌相关性胃炎、萎缩性胃炎或者肠上皮化生。如果胃黏膜不存在上述危险因素,则出现分化型胃癌的可能性很低。放大胃镜对评估胃部黏膜是否存在上述危险因素有帮助。

5. 认识可疑癌性病变的表现

胃癌具有不同的形态表现,隆起型或溃疡型胃癌很容易被发现,但是有些浅表型胃癌的内镜表现和胃炎很相似,则难以发现。内镜医生需要仔细观察胃黏膜的异常表现,尤其是表面形态和颜色的改变。如果发现胃黏膜异常反光或者自发性出血,也需要警惕是否存在癌性病变。

参 考 文 献

[1] Yao K. The endoscopic diagnosis of early gastric cancer [J]. Annals of Gastroenterology: Quarterly Publication of the Hellenic Society of Gastroenterology, 2013, 26(1): 11.

[2] Moertel C G, Bargen J A, Soule E H. Multiple gastric cancers: review of the literature and study of 42 cases [J]. Gastroenterology, 1957, 32(6): 1095-1103.

[3] Everett S M, Axon A T R. Early gastric cancer in Europe [J]. Gut, 1997, 41(2): 142-150.

[4] Jang M Y, Cho J W, Oh W G, et al. Clinicopathological characteristics of synchronous and metachronous gastric neoplasms after endoscopic submucosal dissection [J]. The Korean Journal of Internal Medicine, 2013, 28(6): 687.

病例 **6** 胃窦 0-Ⅱc 型病变（一）：边界对于
病变性质判断的重要性

分享者·沈小春

　　引言：在癌、非癌的鉴别上，第一要点就是有无边界。但临床工作中，Hp 现症感染背景下，由于整体黏膜呈高度水肿充血状态，炎症细胞的浸润可以导致放大内镜下出现微血管扭曲增粗及微细结构的紊乱破坏，有时会使得鉴别炎性病变和肿瘤性病变十分困难，此时应采取何种策略？

病史简介

老年女性，因"上腹不适多日"来院行胃镜检查，否认除菌等病史。

一、 胃窦白光观察

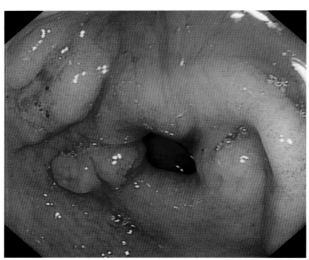

图 6-1
胃窦白光

　　胃窦整体黏膜呈现灰白色，黏膜有肿胀表现，有较多透明黏液，且可见新鲜血液，小弯侧可见约 0.7 cm 0-Ⅱc 病变，边界欠规则且不清晰，周边轻微隆起，中心似见白色黏液附着。白光胃镜下判断活动性炎症所致糜烂可能性大。

二、胃窦病变 ME-NBI 观察

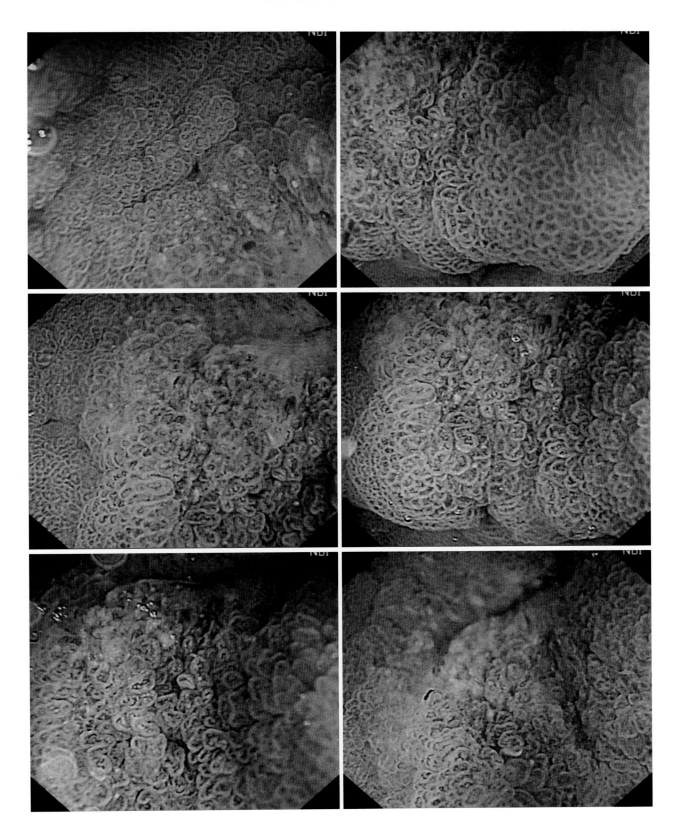

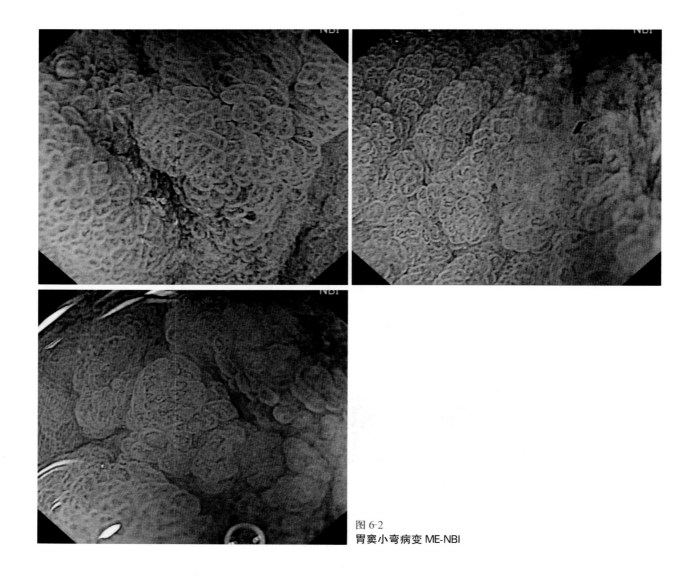

图 6-2
胃窦小弯病变 ME-NBI

讨 论

· 怀疑有不规则 MV（微细血管形态）。

吉林省人民医院·张云新

· DL（边界线）存在。

兰州大学第二医院·王鹏飞

　　ME-NBI 下显示 MCE 大小不一、方向各异、排列不规则，呈乳头状表现，其内可见微血管扭曲、扩张，此外部分区域 MCE 不鲜明，似乎有扩张融合表现，需要怀疑分化癌可能，但病变边界欠清，似存在过渡带，因此仍然考虑非肿瘤性病变可能性大。

三、活检病理

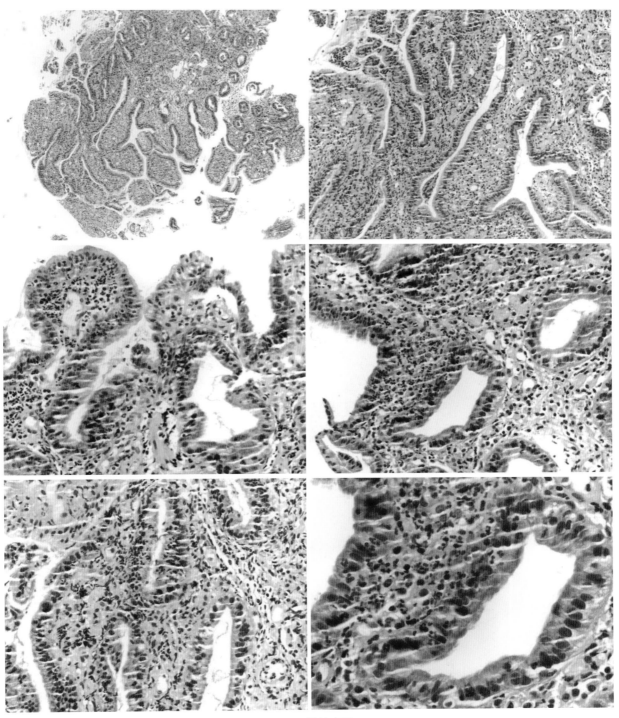

图 6-3　活检病理

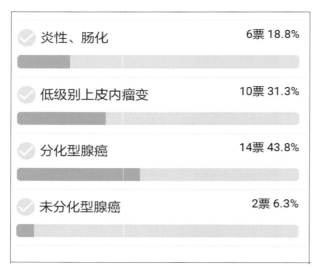

图 6-4
根据上述图片,讨论者对病变组织学性质判断的投票结果

病理结果:黏膜重度慢性炎(活动期),伴腺上皮轻度异型增生。

点评

纪小龙　　　·组织学上只看到糜烂后腺颈部腺体修复性增生。

　　病理结果不支持内镜下判断,结合活动性炎症的背景,因此选择行除菌治疗 3 个月后复查的诊疗策略。

四、复查胃窦病变观察

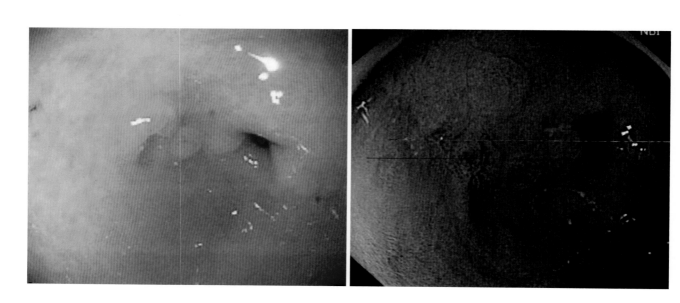

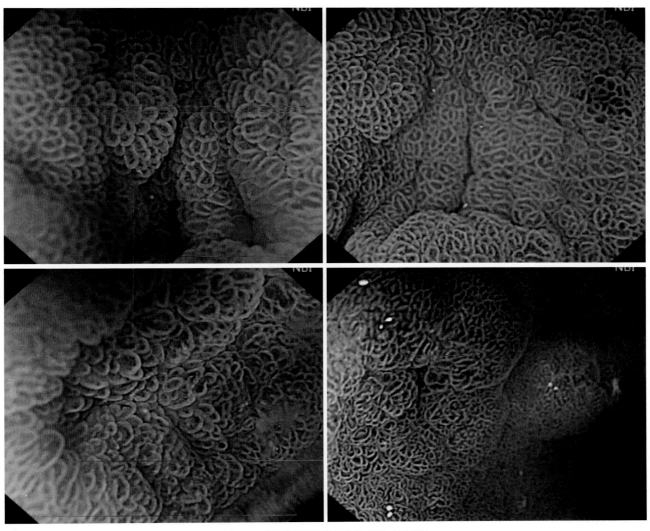

图 6-5　复查胃窦病变白光及 NBI、ME-NBI

　　白光胃镜下胃窦小弯仍见约 0.6 cm 0-Ⅱc 型发红病变，NBI 下呈青色改变，ME-NBI 下病变边界不清晰，MCE 基本规则，仅部分区域似有轻度不规则表现，且未见异型微血管。

讨 论

・规则，没有边界。

重庆南川区人民医院・唐科江

・规则的绒毛状结构。

南京高淳人民医院・高福平

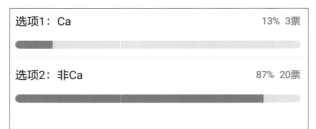

图 6-6
根据上述图片,讨论者对病变组织学性质判断的投票结果

因最初怀疑是早癌,除菌治疗后病灶依旧存在,只是 IMSP 和 IMVP 不明显,考虑再次活检阳性率低等因素,最后术者选择了行 ESD 治疗。

五、 术后病理

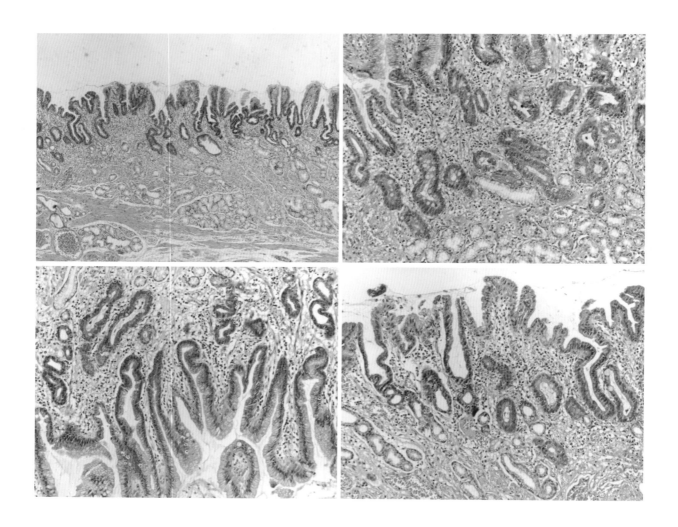

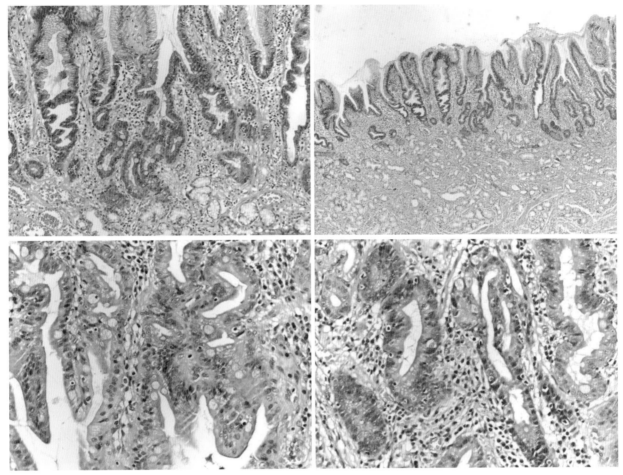

图 6-7　术后病理

讨　论

· 明显的分化梯度,表面黏液空泡发达,是萎缩肠化。

四川省雅安市人民医院·邵泽勇

· 分化梯度存在,表面细胞胞质丰富,考虑复杂肠化。

宁波市医疗中心李惠利东部医院·徐勤伟

　　病理诊断:中-重度黏膜慢性炎(活动期)伴糜烂,部分腺上皮呈中度异型增生,灶性区域呈重度异型增生,病变局限于黏膜层并位于标本中央,未见微血管、微淋巴管及间质浸润,另见肠上皮化生。四周及基底切缘均阴性(图 6-7)。

点　评

纪小龙　　　　· 此例显示腺颈部增生处于即将到达正常的前期表现(腺颈部细胞密集和增大),腺颈部再生上皮已经完整覆盖表面上皮,为典型的黏膜表面上皮修复至接近正常的胃窦部黏膜组织,不存在异型增生。

李晓波

· 幽门螺杆菌感染的特点:重度淋巴细胞浸润,大量中性粒细胞浸润,淋巴滤泡形成。细菌根除后中性粒细胞消失,淋巴滤泡消失。在炎性病变中,炎症细胞浸润引起间质水肿,导致放大内镜下出现微细结构扩张、不规则。但与肿瘤性病变不同,炎症与非炎症存在过渡现象,因此内镜下无法观察到清晰边界。

· 本例病变白光胃镜下边界似乎存在,但 NBI 放大下边界不清晰。此外病变中心虽有血管扭曲,有 MCE 扩张变形,但血管无互相穿联、微细结构无破坏,因此除菌后结构、血管可完全恢复。

· 因此对于这种重度炎性背景下可疑的病变,诊断需谨慎,除菌后短期复查不失为一种有效的诊治策略。

延伸阅读

早期胃癌的内镜诊断(二):如何分析可疑病变的内镜特征,并做出精确诊断

1. 常规胃镜或染色胃镜对可疑病变的内镜特征分析

当发现可疑病变时,内镜医生需要在内镜下判断它是癌性病变还是非癌性病变。这就需要分析可疑病变在传统白光内镜下的两方面特征:①颜色;②表面形态。靛胭脂染色胃镜可强化病变的表面形态。

在日本,内镜医生通常通过以下标准来鉴别病变性质:①清晰的边界;②不规则的颜色、表面形态改变。如果常规胃镜或染色胃镜发现同时具备以上标准的病变,可以在内镜诊断中考虑为早期胃癌。

然而,由于微小胃癌(≤5 mm)或表面平坦型(0-Ⅱb)胃癌在传统白光胃镜或染色胃镜观察时往往缺乏特异性改变,诊断比较困难。对于这样的病例,则需要使用 ME-NBI 进行观察。

2. ME-NBI 对可疑病变的内镜特征分析

ME-NBI 可清晰地观察到微血管形态和微表面结构,它对于微小胃癌和平坦病变的鉴别诊断很有帮助。为了建立早期胃癌的 ME-NBI 诊断标准,八尾建史教授提出"VS 分型系统",通过分析微血管形态(V)和表面微结构(S)的特征来判断病变性质。VS 分型系统中的重要诊断标志之一是分界线,它是癌变和非癌变区域之间的分界,可以通过微血管形态和黏膜表面微结构的突然变化来识别。

"VS 分型系统"对早期胃癌的诊断标准:

癌与非癌的诊断标准:①不规则的微血管形态和分界线;②不规则的表面微结构和分界线。

至少符合上述 2 个标准之一者可以诊断为癌,同时不符合上述 2 个标准者考虑为非癌病变。根据八尾建史教授的研究,97% 的早期胃癌符合以上诊断标准。

需要注意的是,以上标准只能应用于诊断分化型胃癌。由于 ME-NBI 无法确定未分化型胃癌的分界,故而"VS 分型系统"对未分化型胃癌的诊断效果不佳。

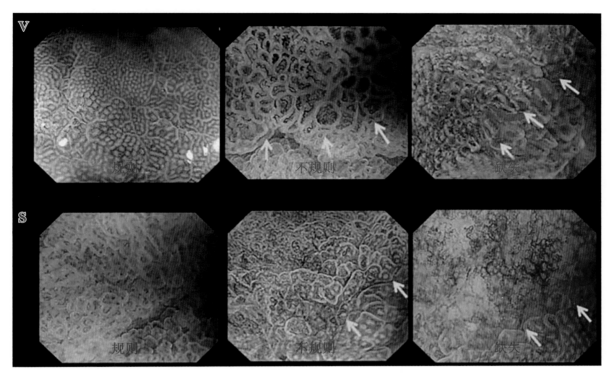

图 6-8　VS 诊断系统。箭头所示为分界线

Yao K. The endoscopic diagnosis of early gastric cancer [J]. Annals of Gastroenterology: Quarterly Publication of the Hellenic Society of Gastroenterology，2013，26(1)：11.

病例 7　胃窦 0-Ⅱc+Ⅱa型病变

分享者·温红旭

引言：萎缩肠化背景中发生的早期癌，在 Hp 现症感染情况下因周边黏膜的肿胀，Hp 除菌后会由于边缘正常上皮的覆盖，使得对边界的判断出现困难，那么临床中应该采取什么方法帮助判断边界？

病史简介
63 岁男性，因"间断上腹胀痛半年"就诊行胃镜检查。

一、胃窦小弯病灶白光及染色

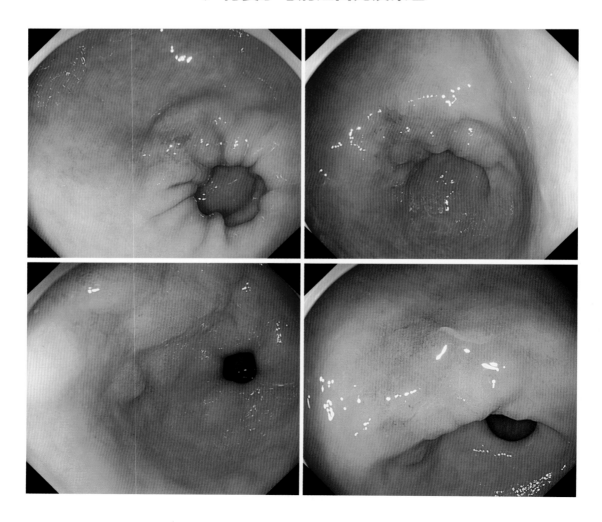

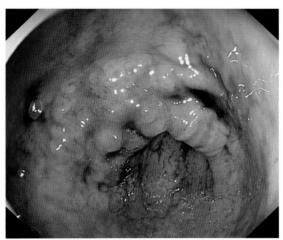

图 7-1
白光及靛胭脂染色

　　白光胃镜下胃窦部黏膜整体变薄、发白，黏膜下血管透见，提示存在萎缩，并见黏膜呈现弥漫的斑片状灰白，提示弥漫肠化。胃窦小弯侧出现发红的、不规则的 0-Ⅱc+Ⅱa 型病变，大小约 3.5 cm×3 cm，色泽发红，靛胭脂染色后病变部位胃小区与背景相比明显扩大，但边界勾勒欠清晰，仔细观察，局部似呈星芒状，且无深凹陷或隆起及僵硬的感觉，白光及染色内镜下诊断考虑分化型黏膜内癌。

二、胃窦病灶 NBI 和 ME-NBI

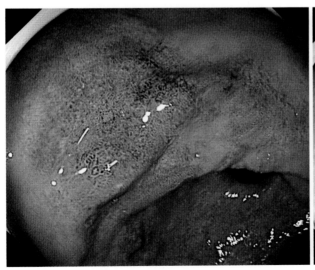
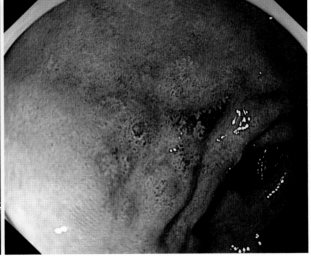

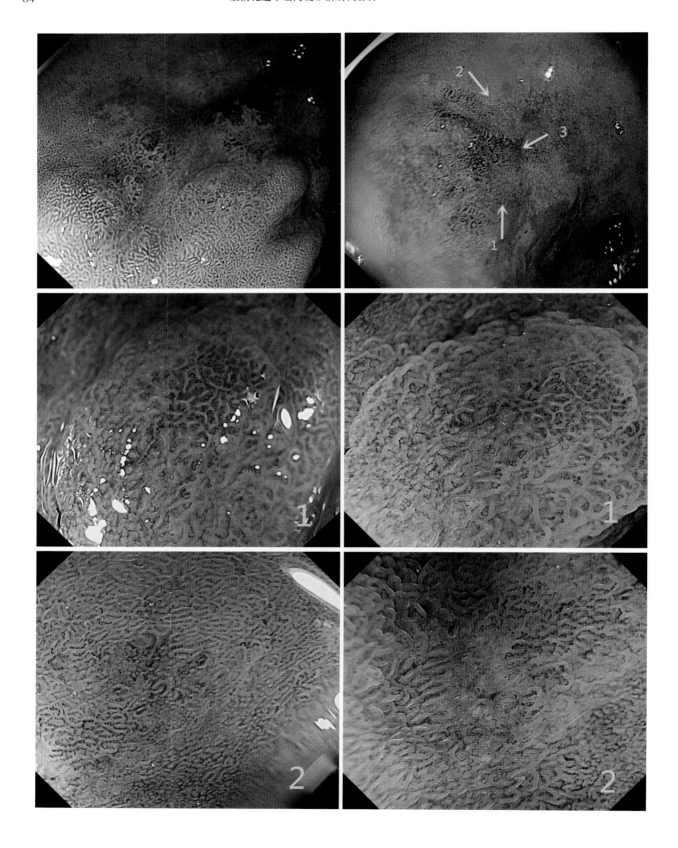

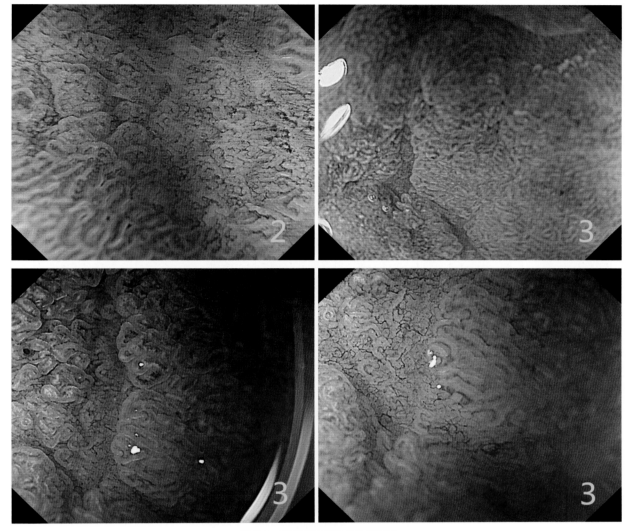

图 7-2　胃窦病灶 NBI 和 ME-NBI

　　NBI 下分界线清晰存在，病变整体呈茶褐色，边缘无断崖式改变，ME-NBI 下 MCE（隐窝边缘上皮）大小不等，形态不一，方向不一致，排列不规则，局部 MCE 不鲜明化，部分区域可见不规则 WOS（white opaque substance），局部 MV 增粗、扭曲，形态不一，基本沿 MCE 走行，部分区域呈网格样血管结构（FNP），诊断考虑高分化型早癌。

讨 论

· NBI 下茶色改变，边界清晰，凹陷发红，边缘非断崖，综上，考虑分化型。

宁波市医疗中心李惠利东部医院 · 徐勤伟

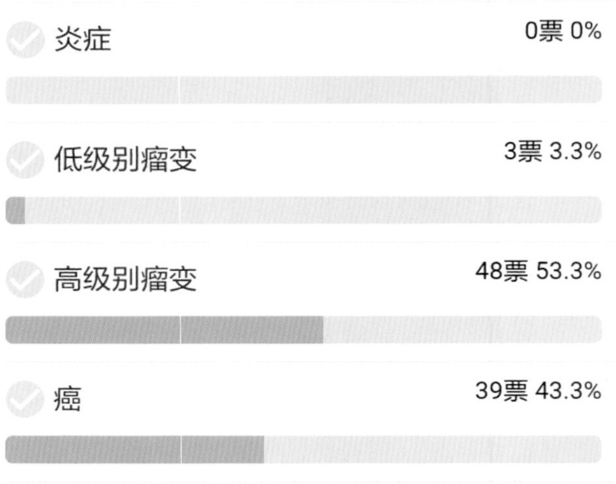

炎症	0票 0%

低级别瘤变	3票 3.3%

高级别瘤变	48票 53.3%

癌	39票 43.3%

图 7-3
讨论者对胃窦病变组织学类型判断的投票结果

综合判断：分化型黏膜内癌，无溃疡，大小超过 2 cm，但仍属于 ESD 绝对适应证，故采取 ESD 治疗。

三、 ESD 标记

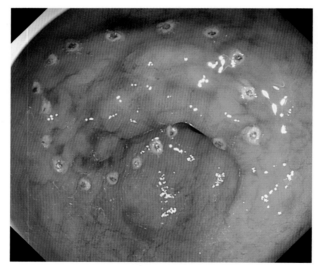

图 7-4
ESD 治疗的标记

四、 ESD 术后病理

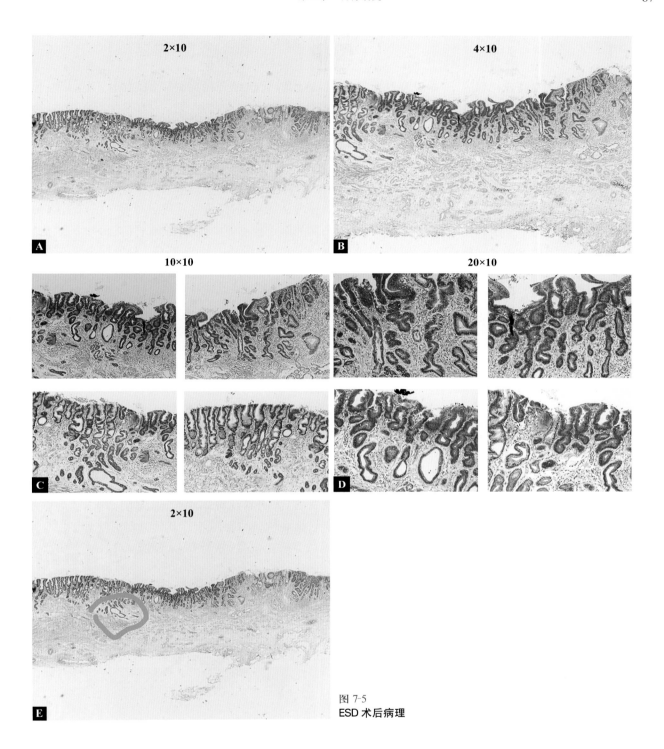

图 7-5
ESD 术后病理

点评

纪小龙 ·胃高分化腺癌，开始侵及黏膜肌浅层，癌性腺管已经开始向黏膜肌浸润，不过还处于"浅表"阶段，图 7-5E 中黄圈内的腺管是癌性的。

李晓波 ·此病变白光胃镜下边界显示欠清，此时需借助染色技术，其中化学染色最多使用的是靛胭脂，其染色原理是由于早期胃癌无论是腺管密集排列还是被破坏消失，均与周边正常黏膜在结构上形成鲜明对比，故使用靛胭脂经重力作用沉积在黏膜凹陷处，通过不同的沉积效果显示病变范围。但是化学染色需要良好的胃内清洁度，在染色之前应进行充分清洗去除黏液，且对于弥漫肠化的胃内背景及时使用去黏液剂十分重要。此外电子增强技术如 NBI 及 NBI 下放大技术同样可有效帮助边界的判断，通过不同色泽表现及表面结构的区别显示清晰的边界，本例中使用靛胭脂染色后边界显示仍不佳，而再换用 NBI 及放大技术下清晰地显现了边界。此外该病变是典型的分化癌的内镜图像，凹陷处血管呈典型的网格样，轻微隆起处可以见到 WOS，从而勾勒出了腺管结构的不规则。

延伸阅读

竹本-木村分类（一）

竹本-木村分类（Kimura-Takemoto classification）是 1969 年日本学者 Kimura 和 Takemoto 提出的一种对慢性萎缩性胃炎的进展程度进行评价的内镜诊断方法。慢性萎缩性胃炎经常由 Hp 感染引起。胃黏膜的萎缩首先发生于胃窦的幽门腺区域，并逐渐向口侧黏膜发展，依次累及胃体小弯侧、贲门、胃体前后壁及胃体大弯侧。根据胃黏膜萎缩的范围，木村-竹本分类分为 Closed 型和 Open 型。具体分类方法如下：

Closed 型：萎缩范围不超过贲门。根据萎缩的口侧边界所在位置，分为 C-1、C-2、C-3。

C-1：胃角小弯侧。

C-2：胃体中部小弯侧。

C-3：接近贲门小弯侧。

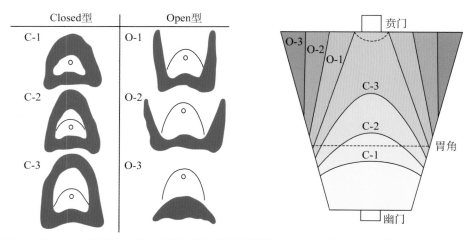

图 7-6 竹本-木村分类。左图中蓝色部分为非萎缩黏膜区域，白色部分为萎缩黏膜区域。右图为胃的展开图，沿胃大弯切开展开胃黏膜，中间部分为胃小弯侧，左右部分则为胃大弯侧

Open 型：萎缩范围超过贲门。根据萎缩的边界所在位置，分为 O-1、O-2、O-3。

O-1：达到贲门。

O-2：胃体前后壁。

O-3：胃体大弯侧。

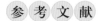

Kimura K，Takemoto T. An endoscopic recognition of the atrophic border and its significance in chronic gastritis［J］. Endoscopy，1969，1（03）：87-97.

病例 8 　胃窦 0-Ⅱc 型病变（二）

分享者·温红旭

　　引言：在早期胃癌的发现诊断上，白光胃镜检查至关重要，筛查工作中需要重点关注萎缩区域及萎缩非萎缩交界区域的黏膜形态、色泽的轻微改变，对于存在广泛肠化的黏膜，由于广泛的灰白色背景会影响病变的发现，尤其是对于色泽改变不典型的病变，此时可能更应该注意形态的轻微变化以及 NBI 下色泽的改变，而对于边界的判断，除了靛胭脂等染色剂的帮助，放大胃镜下环周观察同样重要。

病史简介
患者，男性，59 岁，因"上腹部疼痛 1 周"就诊，胃镜检查发现十二指肠球部溃疡，另在胃窦发现可疑病灶。

一、 胃窦小弯病灶白光及 NBI 观察

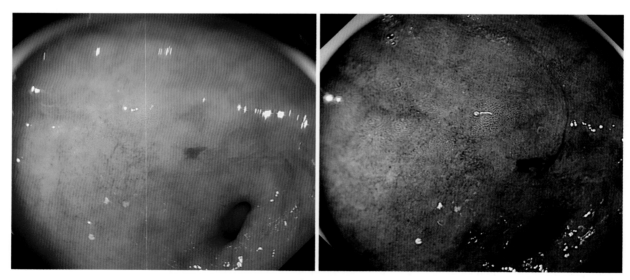

图 8-1　白光及 NBI

　　周边黏膜呈现斑片状灰白色，提示肠化背景，胃窦前壁侧出现发白的、不规则的 0-Ⅱc 型病变，NBI 下病变呈茶褐色改变，但边界欠清，首先考虑萎缩，但不排除未分化型癌可能。

二、胃窦病变 ME-NBI 观察

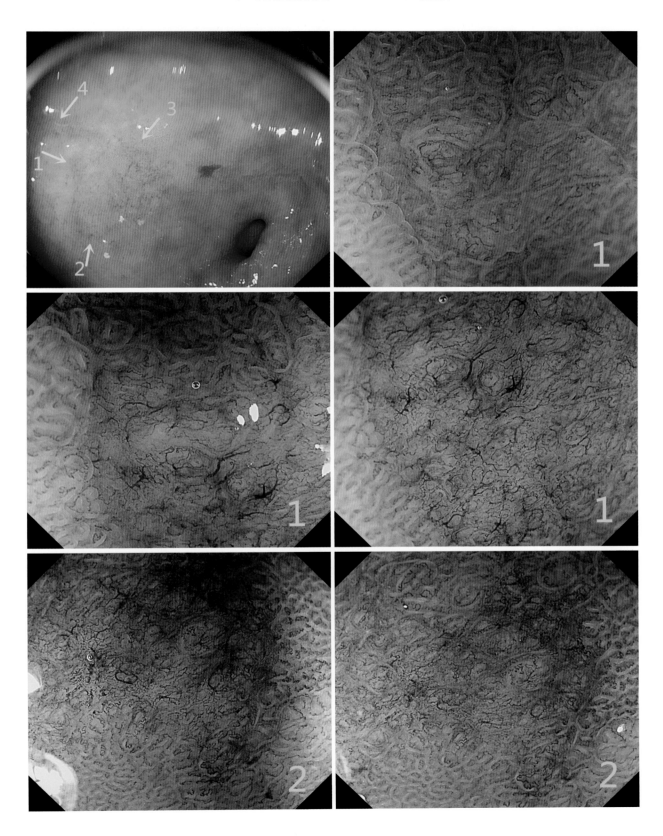

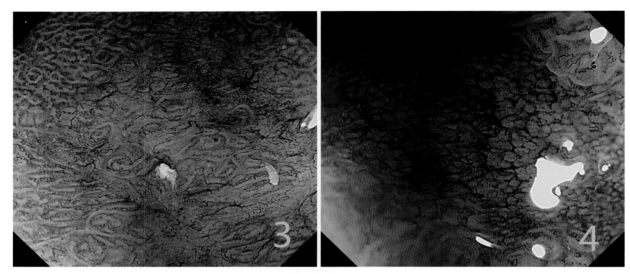

图 8-2　ME-NBI

ME-NBI 下可见清晰边界,非断崖式改变,MCE 有拉长、扩大表现,局部 MCE 缺失无法观察,微血管扭曲、扩张、直径不一、走行紊乱,局部呈现 FNP 表现,放大下判断为分化型癌可能性大。

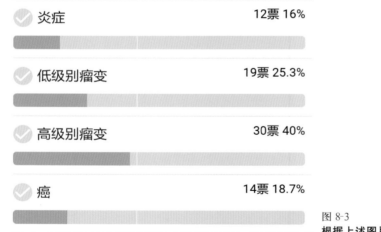

✓ 炎症		12票 16%
✓ 低级别瘤变		19票 25.3%
✓ 高级别瘤变		30票 40%
✓ 癌		14票 18.7%

图 8-3
根据上述图片,讨论者对胃窦病变组织学性质判断的投票结果

活检病理报告:轻-中度异型增生。

综合判断:胃窦前壁 0-Ⅱc 型病变,病变无明显隆起凹陷表现,无黏膜纠集、僵硬感等表现,结合白光及 NBI、ME-NBI,考虑黏膜内分化型癌可能性大,结合病理结果,最后采取 ESD 治疗。

- **三、 ESD 标记** - - - - - - - - - - - - - -

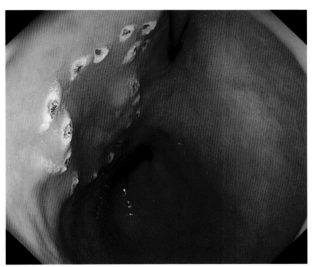

图 8-4
ESD 治疗的标记

四、术后病理

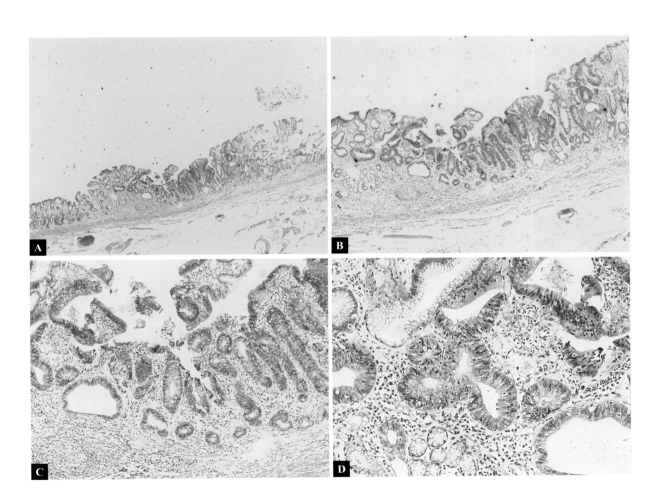

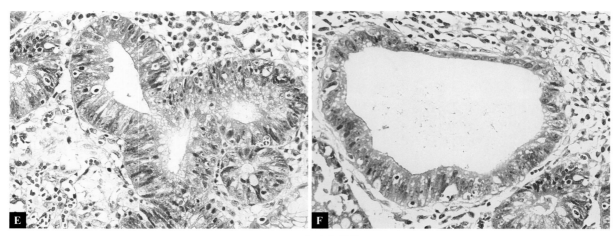

图 8-5　术后病理图

病理结果：中度异型增生。

 炎症，肠化　　　　　　　　　　2票 3.4%

 低级别上皮内瘤变　　　　　　　1票 1.7%

 高级别上皮内瘤变　　　　　　　42票 71.2%

 分化型腺癌，黏膜层　　　　　　10票 16.9%

 分化型腺癌，黏膜下层　　　　　4票 6.8%

图 8-6
讨论者对病变组织学性质及深度判断的投票结果

点评

董俭达　　·病理镜下特点：平坦略凹陷，肠化、萎缩背景，局灶区域肠型管状腺瘤，伴有中度异型增生
腺体，表现为细胞核大小不一，部分核拥挤呈杆状，其间散在体积增大、核膜明显、染色质少
的细胞核，部分细胞可见顶浆黏液空泡的杯状细胞分化。此外该区域表层黏膜上皮同样被
异型细胞取代，说明腺颈部的异形增生细胞丧失进一步成熟分化的能力，提示缺乏分化梯
度，这是瘤和非瘤的重要鉴别点。本例若是出现在肠道，可能会被诊断为管状腺瘤（低级别
上皮内瘤变），但在胃内应诊断为腺瘤伴高级别上皮内瘤变。

纪小龙　　·应诊断为高级别上皮内瘤变，而且仅从图 8-5 中的 A 图低倍观察，发现高级别上皮内瘤变
是跳跃式的，而非连续的病变。

李晓波　·此病例特点是：弥漫肠化背景中 0-Ⅱc 型病变，白光胃镜下发现困难，白光及 NBI 均未能清晰显示边界，使用 ME-NBI 发现清晰边界，因此边界的判定有时需多种手段，包括化学染色等。此外病变内镜下表现不典型，白光胃镜下褪色调，但边缘缺乏锐利凹陷以及扩大拉伸的 MCE，凹陷处 MCE 拉伸稀疏或模糊，微血管扭曲符合肿瘤的特征，但部分区域成开放襻状，与萎缩表现类似。

延伸阅读

竹本-木村分类（二）

从组织学类型而言，大部分胃癌属于分化型胃癌。后者的发生、发展大多数经历了 Correa 模式：正常胃黏膜→慢性非萎缩性胃炎→慢性萎缩性胃炎→肠上皮化生→异型增生→胃癌。

常规白光胃镜对胃黏膜是否存在萎缩以及萎缩范围的评估通常采用竹本-木村分类。竹本-木村分类提倡内镜医生仔细观察胃镜下胃黏膜的萎缩移行带，因为早期胃癌的分布与胃黏膜的萎缩范围有关。

早在 1979 年，日本就已经有关于早期胃癌发生部位与背景黏膜的相关研究。该研究结果显示，分化型胃癌几乎都分布于胃黏膜的萎缩区域内，而未分化型癌则多数分布于无萎缩区域，尤其多发于胃黏膜萎缩移行带附近（图 8-7）。1999 年的另一项研究也表明，93% 的肠型胃癌（即分化型胃癌）都发生在胃黏膜移行带的肛侧区域（萎缩区域），而早期弥漫型胃癌（即未分化型胃癌）的分布区域更接近萎缩移行带，而且多位于萎缩移行带的口侧。

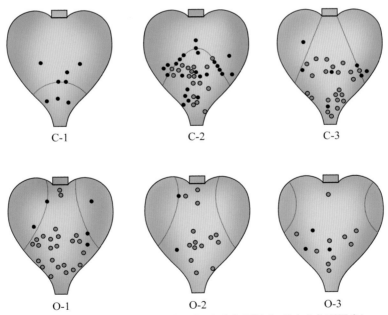

图 8-7　萎缩边界与早期胃癌的分布（○分化型胃癌，●未分化型胃炎）

参 考 文 献

［1］Kono S，Gotoda T，Yoshida S，et al. Can endoscopic atrophy predict histological atrophy？Historical study in United Kingdom and Japan［J］. World Journal of Gastroenterology，2015，21（46）：13113.

［2］河原清博．早期胃癌の現在当面する諸問題に関する内視鏡学的研究［J］．日本消化器内視鏡学会雑誌，1979，21（9）：1041-1057_1.

［3］Yoshimura T．Most gastric cancer occurs on the distal side of the endoscopic atrophic border［J］．Scandinavian journal of gastroenterology，1999，34（11）：1077-1108.

病例9　判断合并溃疡的早期胃癌浸润深度的技巧

分享者·黄　戬

引言：早期胃癌的浸润深度判断是内镜评估的重要一环，但对于合并溃疡的早期胃癌，由于溃疡形成黏膜下纤维化的影响，易引起过深判断，此时应采取何种方法精确判定深度来避免这种情况的发生？

病史简介

73岁男性，因"胆总管结石"入院行ERCP取石治疗，否认既往除菌病史。于2017年8月30日行十二指肠肠镜检查，术中发现胃窦后壁0-Ⅱc病变，大小约2 cm×1.5 cm。

一、胃内背景黏膜

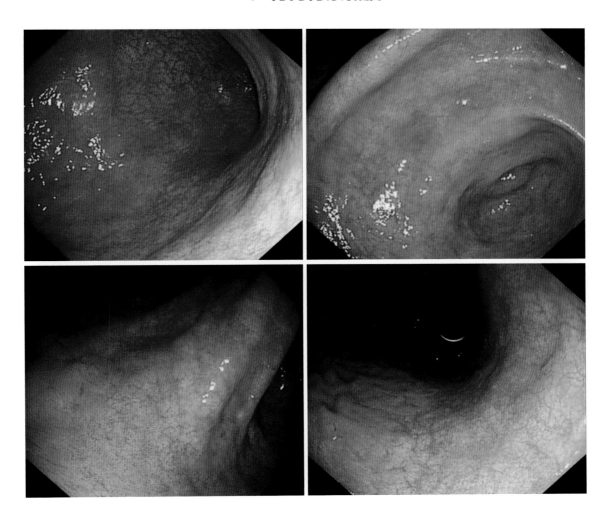

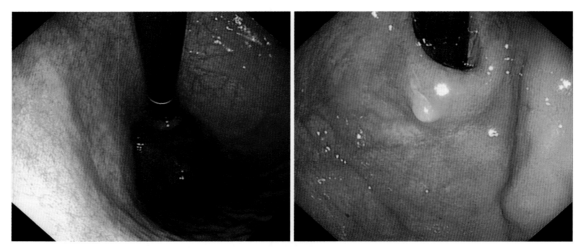

图 9-1　胃背景黏膜

  胃窦、胃体小弯及前后壁、贲门、胃底黏膜变薄,下方血管网透见,提示存在 O-2 型萎缩,此外胃体大弯侧黏膜对比小弯侧黏膜色泽发白,提示存在色调逆转现象,考虑除菌后改变,另见胃窦黏膜弥漫性灰白色,提示存在肠上皮化生。

二、 胃窦病变白光及靛胭脂染色观察

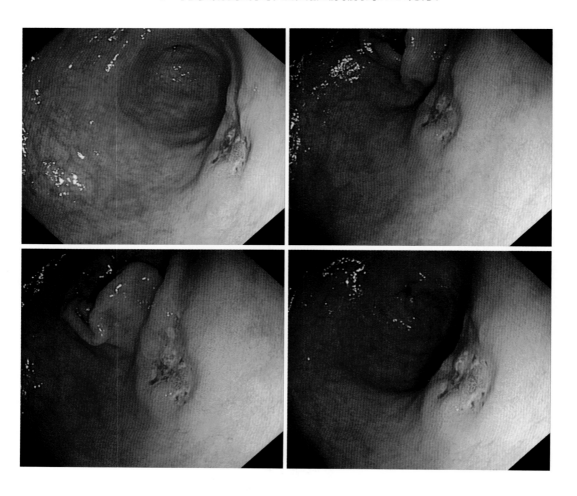

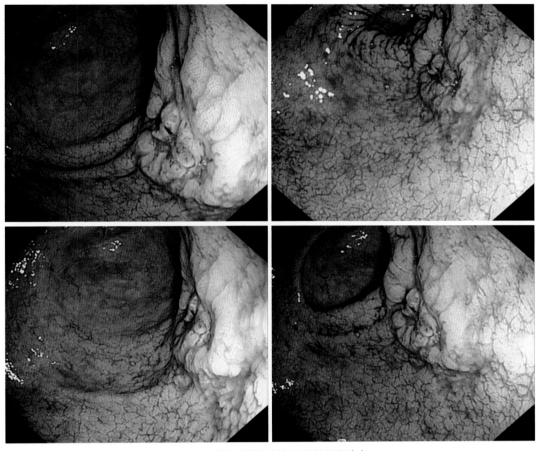

图 9-2　胃窦后壁病变白光及靛胭脂染色

　　白光胃镜下发现胃窦后壁一处约 2 cm 长径的 0-Ⅱc 型病变,白光胃镜下病变中央明显发红,边缘平缓隆起,白光胃镜下有僵硬感,周边可见皱襞集中现象,靛胭脂染色后边界清晰,呈星芒状,周边皱襞集中伴中断现象,侧面观察似有台状隆起征阳性。故结合白光及靛胭脂,目前浸润深度考虑为≥SM2 可能大,病变性质结合萎缩背景、发红等,首先考虑分化型,但需放大进一步辅助判断。

三、胃窦病变 NBI 及 ME-NBI 观察

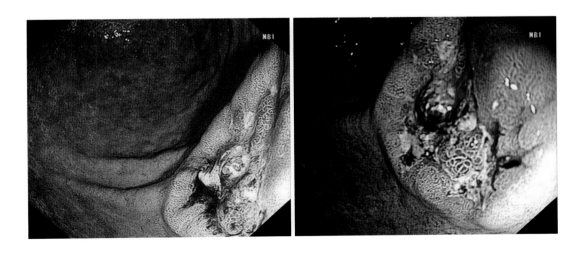

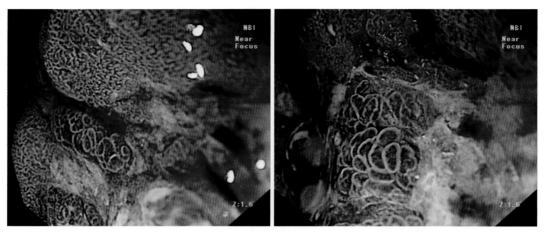

图 9-3　**胃窦后壁病变 NBI 及 ME-NBI**

　　NBI 下边界清晰，呈棘状突出表现，皱襞集中及中断仍明显，病变内部白苔附着，冲洗后出现自发性出血，ME-NBI 下病变边缘可见细密的不规则网格样血管，中央区域因白苔附着无法观察，中心黏膜 MCE 扩张但基本规则，内部微血管未见异型，考虑溃疡修复改变可能，综合上述信息，目前判断为分化型癌、溃疡阳性。

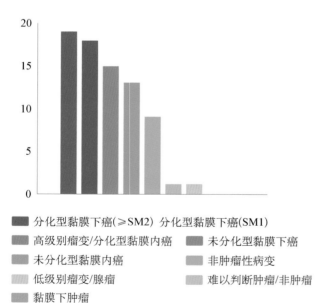

■ 分化型黏膜下癌(≥SM2)　分化型黏膜下癌(SM1)

■ 高级别瘤变/分化型黏膜内癌　　■ 未分化型黏膜下癌

■ 未分化型黏膜内癌　　　　　　　非肿瘤性病变

低级别瘤变/腺瘤　　　　　　　　难以判断肿瘤/非肿瘤

■ 黏膜下肿瘤

答案选项	回复情况
分化型黏膜下癌(≥SM2)	19
分化型黏膜下癌(SM1)	18
高级别瘤变/分化型黏膜内癌	15
未分化型黏膜下癌	13
未分化型黏膜内癌	9
非肿瘤性病变	1
纸级别瘤变/腺癌	1
难以判断肿瘤/非肿瘤	0
黏膜下肿瘤	0
受访人数：76	

图 9-4
根据以上图片，讨论者对病变性质及浸润深度的判断结果

讨 论

・未分化癌的 IMVP（不规则微血管结构）很少会如此密集，应考虑为分化型癌。染色后可见台状隆起表现，要怀疑 SM2 以深的可能。

香港大学深圳医院・林燕生

・不同气量下形态变化明显，没有明显僵硬，放大后可看到明显的 FNP（精细网状结构），并且结合萎缩背景中出现，所以倾向分化型。溃疡型、分化型，不超过 3 cm 黏膜层，可考虑行 ESD 治疗。

贵州医科大学内镜中心・王丽娟

四、 活检病理观察

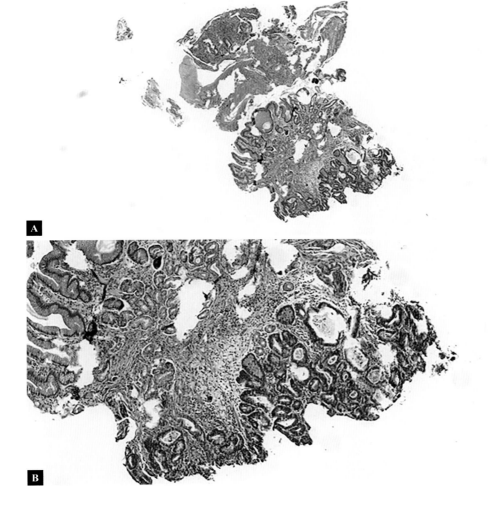

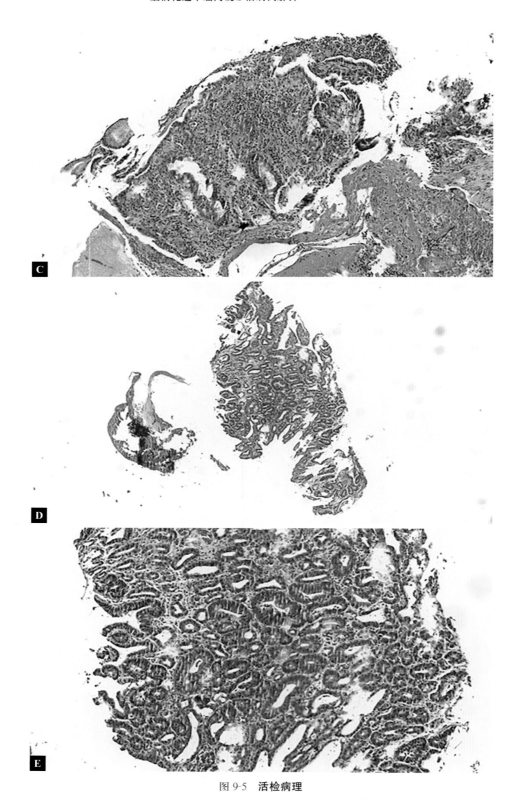

图 9-5　活检病理

点 评

纪小龙　　　·图 9-5 中 A-C 图虽为一处活检,但却存在两块组织:A 图上方为黏膜坏死脱落及血浆渗出,符合溃疡改变,下方则是高分化腺癌;B图左上部分为正常胃窦腺体,右下部分为高分化腺癌;D、E图为第二处活检,均诊断为高分化腺癌。

· 本院病理诊断报告:部分腺体上皮中至重度异度增生,不除外腺癌可能。

· 结合活检病理结果及内镜下表现,诊断为:高分化腺癌,大小约2 cm,溃疡阳性,浸润深度考虑至少SM1可能性大,所以超出ESD治疗适应证,建议患者进一步外科手术治疗。

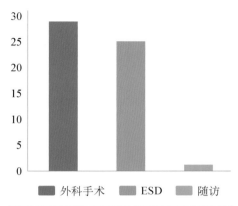

答案选项	回复情况
外科手术	29
ESD	25
随访	1
受访人数:55	

图9-6
讨论者对病变治疗方式选择结果

· 与家属谈话后,患者转上级医院诊治,9月19日上级医院行胃镜检查,病理结果为胃窦腺体低级别上皮内瘤变,部分高级别上皮内瘤变,Hp(一)。后续未进行任何有创性治疗,其间间断服用PPI(质子泵抑制剂),10月再次来院要求尝试内镜下治疗,后于10月26日行ESD诊治。

五、胃窦病变再次内镜白光观察

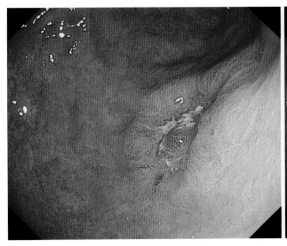
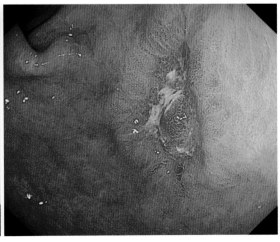

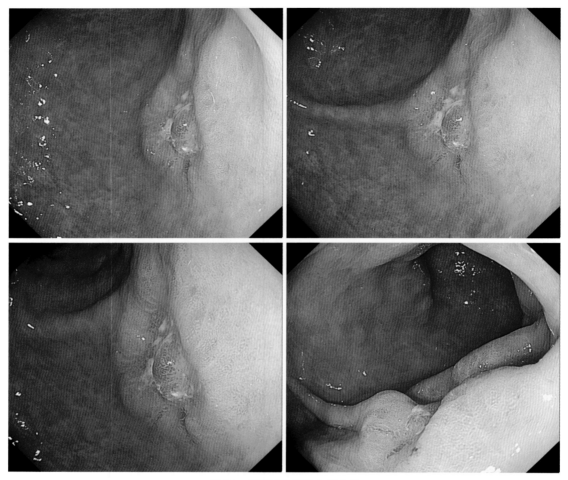

图 9-7　胃窦病变再次内镜白光

　　胃窦后壁 0-Ⅱc 病变,大小较 2 个月前无明显变化,仍约 2 cm,白光胃镜下边界清晰,呈蚕食样,表面附着较多白苔及黏液,中央仍见黏膜发红,轻微隆起;大气量下病变无法完全展平,吸气下病变变形欠佳。

六、胃窦病变再次 NBI 及 ME-NBI 观察

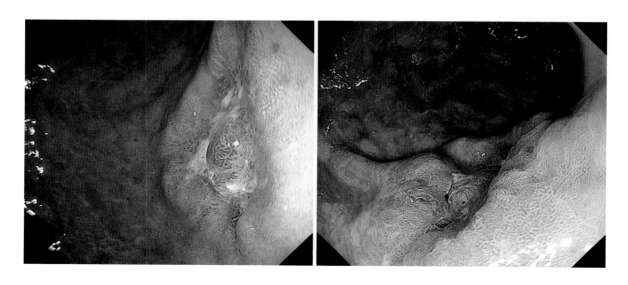

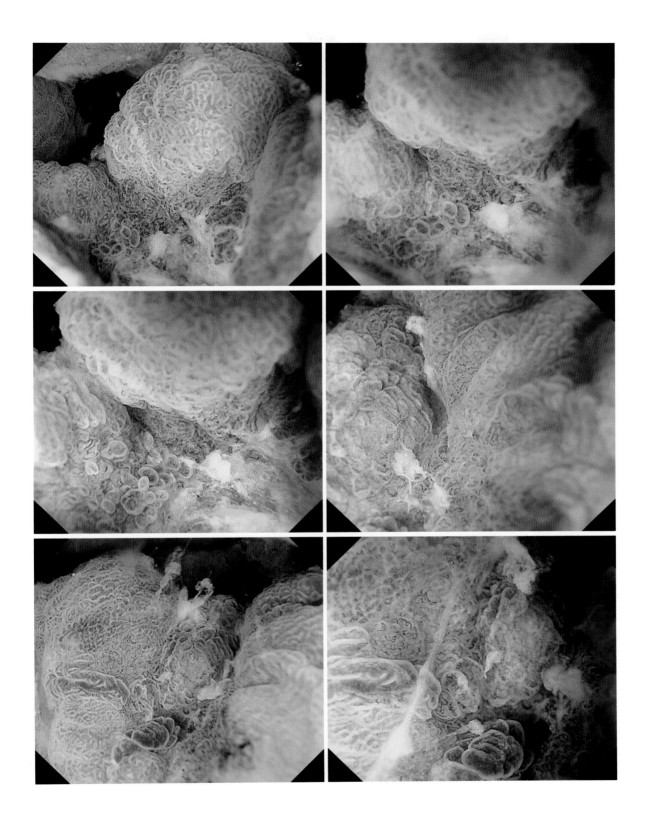

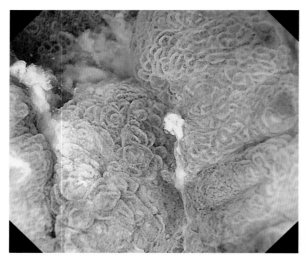

图 9-8
胃窦病变再次 NBI 及 ME-NBI 观察

NBI 下病变区域色泽呈茶色，边界清晰，中央区域青褐色，提示为修复性改变。ME-NBI 下病变区域大部 MCE 不鲜明化，部分区域似有扩大、拉伸及融合表现，局部勾勒呈乳头样，表现为大小不一、方向不一致，微血管扭曲扩张，呈不规则网格样表现，提示大部分为密集矮小的癌腺管。中央部分轻微隆起处放大下 MCE 规则，呈线圈样表现，考虑为正常腺体，怀疑溃疡修复过程中表面正常黏膜增生形成。

七、 切除标本体外固定及水下观察

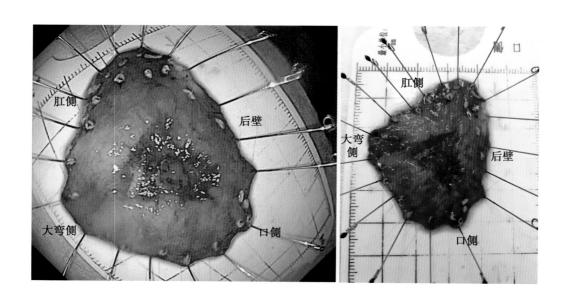

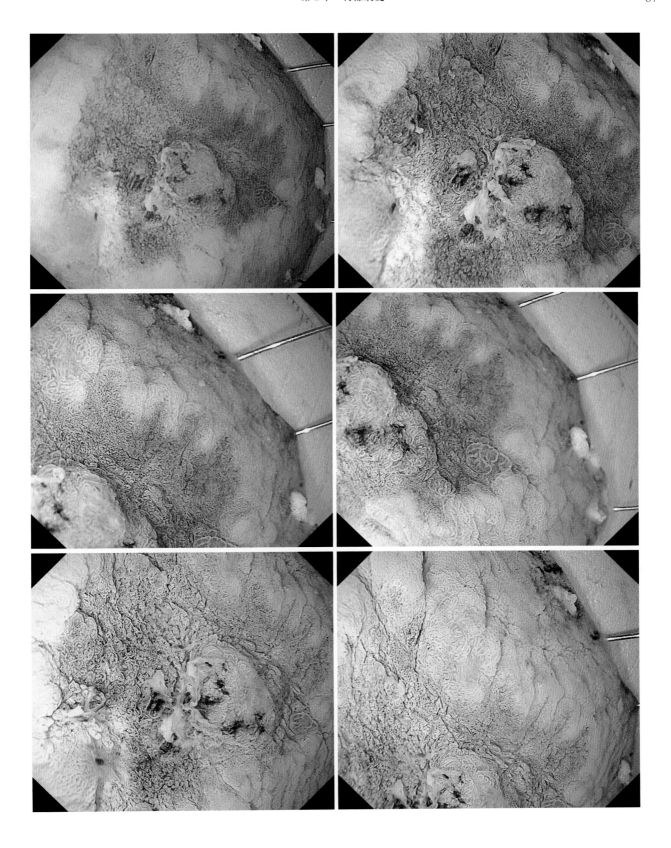

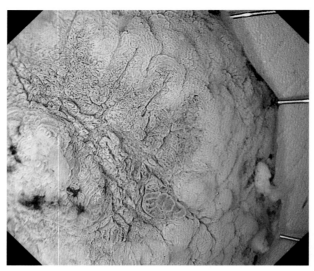

图 9-9
切除标本体外固定及水下观察

在体外固定后发现病变边界清晰，局部呈棘状凸出，病变整体轻度凹陷，白光胃镜下发红明显，近大弯侧可见白色溃疡瘢痕，中心区域黏膜轻微隆起，色泽与周边黏膜类似呈灰白色，体外水下 NBI 下可见边界异常清晰的显示，内部呈深褐色，醋染后可见内部密集点状的腺凹开口，提示存在密集直立的癌腺管。

八、切除病变福尔马林固定后观察

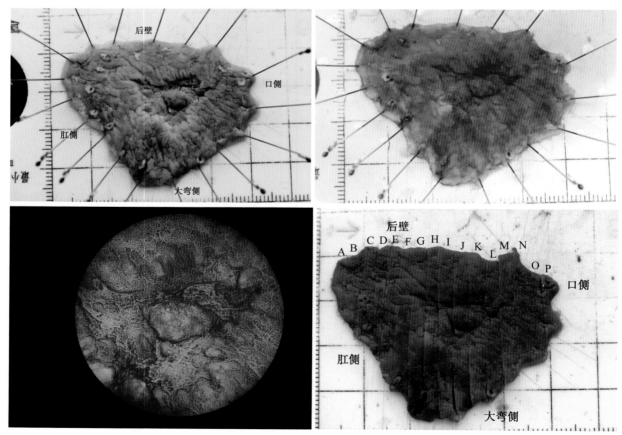

图 9-10　切除标本福尔马林固定后观察及切割示意图

　　福尔马林固定后病变与周边黏膜的高低差加大，边界异常清晰显示，结晶紫染色后在显微镜下观察发现：病变内部不规则的片状结构，部分区域没有结构，与周边颗粒状的结构形成鲜明对比。

九、 ESD 术后病理观察

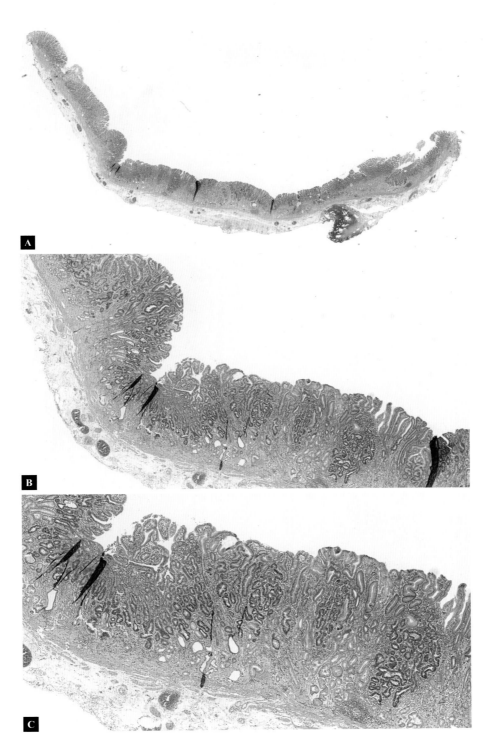

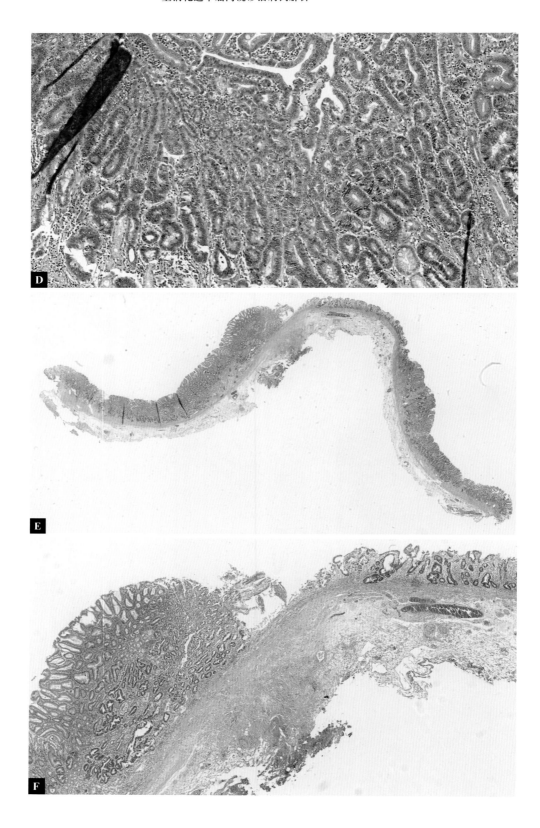

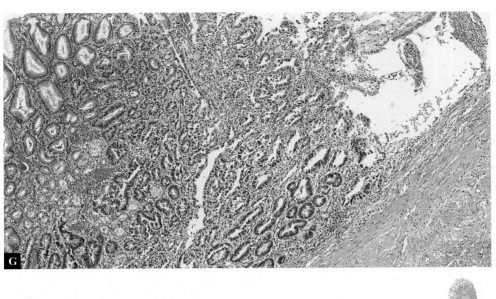

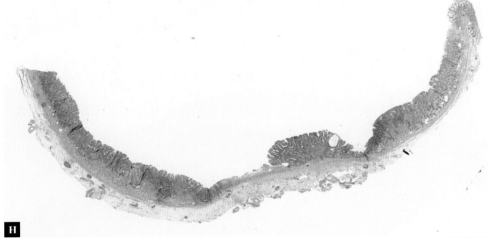

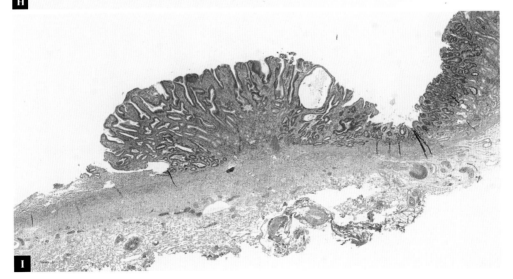

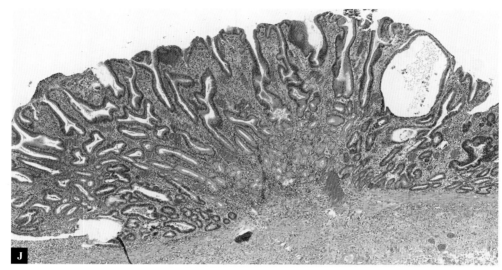

图 9-11　ESD 术后病理观察。其中 A~D: 对应 G 切片;E~G: 对应 I 切片;H~J: 对应 J 切片

纪小龙　　·此例 ESD 术后标本特点：①高分化腺癌中央存在一块正常胃黏膜；②溃疡与正常胃黏膜交界处,正常胃黏膜深层生长着高中分化腺癌,从而把表面的正常黏膜抬举起来,如图 9-12 所示。

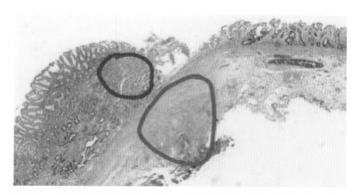

图 9-12　红圈是中分化腺癌,其上方的黏膜腺体正常,绿圈是溃疡底部

·本院病理报告：部分腺体轻度至中度不典型增生,部分重度不典型增生,癌变考虑,切缘及基底均阴性。

十、复原

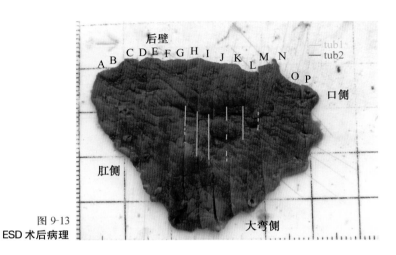

图 9-13
ESD 术后病理

病理结果：胃分化型腺癌，tub1≫tub2，pT1a(M)，ly0，V0，UL(＋)，Hm(−)，Vm(−)，pType0-Ⅱc，20 mm×15 mm，L，Post。

点评

纪小龙　·建议离体标本直接浸泡于 1%～2% 的福尔马林(常规是 4%)而非生理盐水中进行仔细观察。如此既可及时固定黏膜表面细胞防止自溶，又能避免严重的刺激性。

李晓波　·早期胃癌发现后，内镜下需判断以下几个方面：大小、分化类型、有无溃疡、浸润深度。其中对于浸润深度的判断，与食管及结直肠早癌不同，通过 NBI 及放大内镜无法准确判断，因此仍需在普通白光胃镜下，通过病变的肉眼形态、有无僵硬感及台状隆起(non-extension sign)等方面进行综合评估，但上述情况存在较大主观性。此外尚可使用超声内镜辅助判断，但超声内镜对于浸润深度的准确率只有 70%～80%，并且对于合并溃疡的早期胃癌，准确性会明显降低。因此，对于浸润深度的判断，尤其是溃疡阳性的早期胃癌，是胃早癌诊治中的难点。

·本例病变通过术前白光、染色、NBI 及放大等全方位观察，判断分化型癌明确，但由于溃疡后形成的黏膜下层纤维化，导致表面黏膜出现皱襞集中、中断及周边黏膜似台状隆起等，易导致黏膜下浸润的误判。但由于黏膜下层由纤维母细胞而非癌细胞进行填充，因此其延展性相对较好，故极量充气下，病变可出现更好的展平。此外根据个人经验，有个窍门请记住：偏胃窦从宽，偏胃体从严。

·此病变中央腺管存在部分融合扩大且结构规则的表现，结合最终病理结果，符合 Hp 根除后癌表面覆盖部分炎性上皮的表现。

延伸阅读

常规胃镜判断早期胃癌浸润深度的方法：non-extension 征（一）

在选择早期胃癌的治疗方法时，准确区分胃癌位于黏膜层（M 层）或轻微的黏膜下层浸润（SM1，浸润深度＜500 μm）和位于黏膜下层深浸润（SM2 或 SM2 以下，浸润深度＞500 μm）是非常重要的。non-extension 征（台状隆起）是使用常规白光胃镜判断早期胃癌浸润深度的一种简单、有效的方法。

日本学者长浜孝、八尾建史团队的研究发现，当胃癌浸润深度达到 SM2 水平时，由于癌细胞的深浸润和（或）局部促结缔组织增生反应，局部组织将变得增厚和僵硬。当胃镜大量注气使胃壁明显扩展时，SM2 浸润区域由于无法和周边黏膜一样扩展而形成局部的梯形隆起，这就是 non-extension 征（图 9-14）。

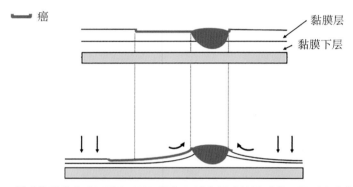

图 9-14　胃癌的黏膜内癌区域和 SM 深浸润区域在胃壁扩展时的不同形态变化。随着胃镜大量注气，非癌的黏膜和黏膜内癌区域逐渐扩展而变得平坦；相反，SM2 浸润区域由于局部组织增厚、僵硬无法扩展而形成梯形隆起

non-extension 征对判断胃癌浸润深度是否到达 SM2 层具有很好的参考价值，其敏感性为 92.0％，特异性为 97.7％，阳性预测值为 85.9％，阴性预测值为 98.8％，准确性为 96.9％（表 9-1）。当然，non-extension 征也存在局限性。胃癌的 SM 层浸润深度为 500～999 μm 时，non-extension 征可能出现假阴性。而当胃癌大小超过 20 mm 或合并溃疡时，少数病例则可能出现假阳性。

表 9-1　常规胃镜对早期胃癌浸润深度的诊断价值

		组织学诊断	
		SM2	M-SM1
内镜诊断	SM2	104	9
	M-SM1	17	733

注：SM2 黏膜下层深浸润癌，M-SM1 黏膜内癌或黏膜下层浅浸润癌（浸润深度＜500 μm）。

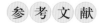

参　考　文　献

Nagahama T，Yao K，Imamura K，et al. Diagnostic performance of conventional endoscopy in the identification of submucosal invasion by early gastric cancer：the "non-extension sign" as a simple diagnostic marker［J］. Gastric Cancer，2017，20（2）：304-313.

病例 10　　胃角 0-Ⅱc＋Ⅱa 型病变

分享者·董向前

引言：在选择早期胃癌患者的治疗方案时，内镜医生需要判断病变是在黏膜层（M）、黏膜下层轻度浸润（SM1：<500 μm）或者黏膜下层深度浸润（SM2：>500 μm 或更深）。内镜下判断早期胃癌的病变深度通常有两种方法：①超声胃镜；②普通白光胃镜：在普通白光胃镜下，内镜医生可以通过病变的形态、是否有僵硬感、台状隆起等方面进行评估。然而，当早期胃癌合并溃疡时，普通白光内镜对其浸润深度的判断也将变得困难。本病例将重点对此进行讨论。

病史简介

患者男性，56 岁，反复上腹痛伴腹胀 2 年余。2017 年 8 月 3 日外院胃镜示胃角溃疡，活检病理：符合溃疡，局部腺上皮轻度非典型增生。给予 PPI 治疗 2 个月后症状好转。2017 年 11 月在昆明医科大学第一附属医院就诊，胃镜提示胃角见 1 处 0-Ⅱc＋Ⅱa 型病灶，大小约 1.5 cm×2.5 cm，图片如 10-1。Hp(＋)，暂未行根除治疗。

一、　胃部背景黏膜

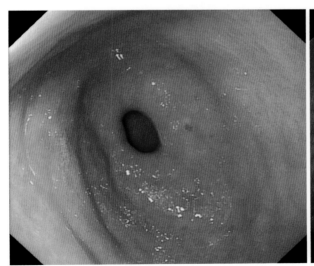 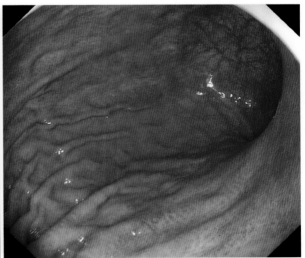

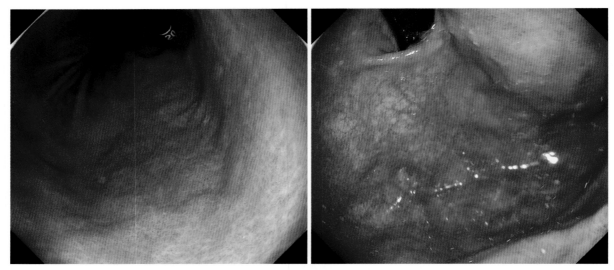

图 10-1　胃部背景黏膜

　　全胃黏膜弥漫性充血、水肿，有较多混浊黏液附着，胃窦至胃体下部小弯侧黏膜下血管透见。提示存在C2 型慢性萎缩性胃炎，Hp 现症感染可能。

二、胃角病灶白光

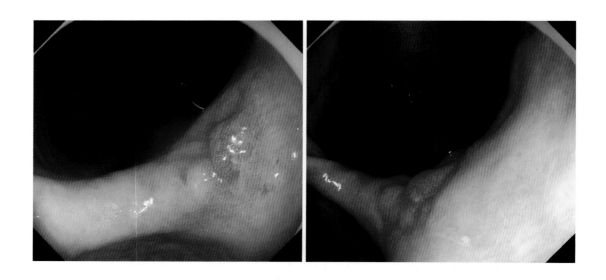

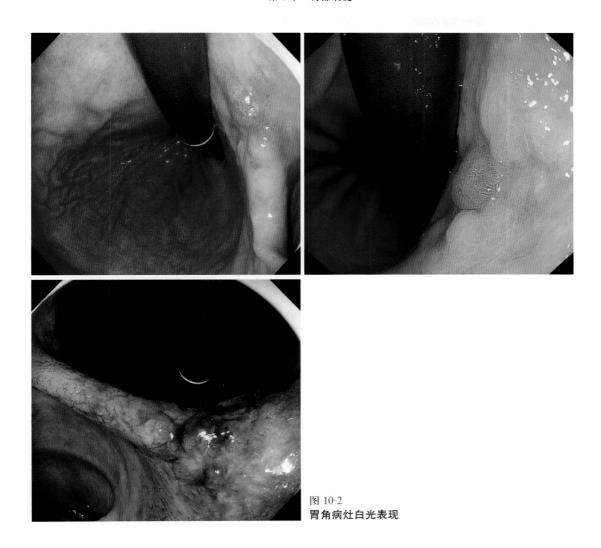

图 10-2
胃角病灶白光表现

　　萎缩性胃炎、Hp 感染的背景黏膜中，出现发红的、不规则的 0-Ⅱc＋Ⅱa 型病变，考虑分化型胃癌可能，但也需要和胃炎相鉴别。

三、胃角病灶 NBI 和 ME-NBI 表现

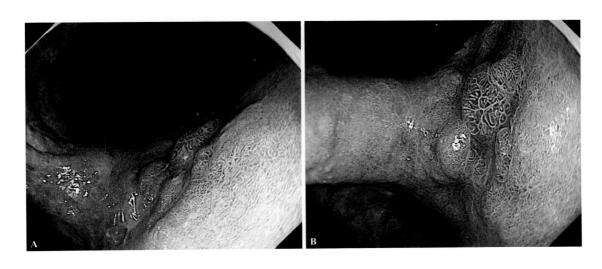

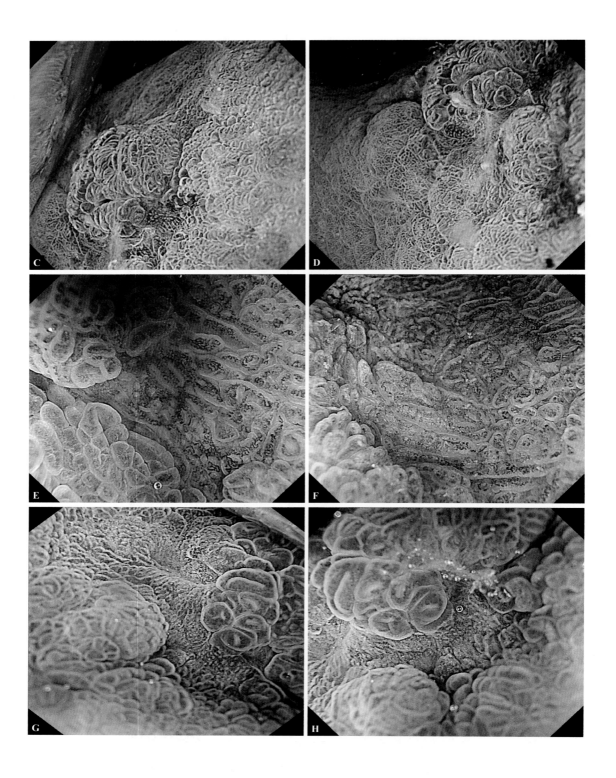

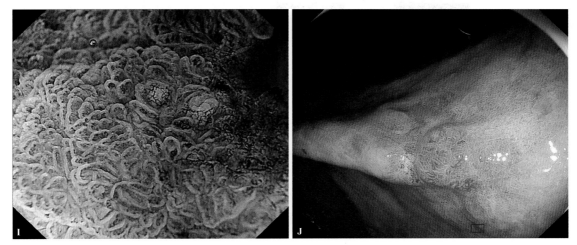

图 10-3　胃角病灶 NBI 和 E-NBI 表现

此病变分界线（＋），MCE 大小不等，形态不一，排列不规则，局部 MCE 消失，局部 MV 增粗、扭曲，形态不一，图 10-3I 中可以观察到 WGA（white globe appearance），该病变位置位于图 10-3J 的黑色方框中。考虑分化型胃癌可能性大。

图 10-4
病例讨论者对胃角病变组织学类型判断的投票结果

答案选项	回复情况
高级别上皮内瘤变/分化型癌	62
未分化型癌	13
难以判断肿瘤/非肿瘤	0
炎症	0
低级别上皮内瘤变或腺瘤	0
受访人数：75	

四、活检病理

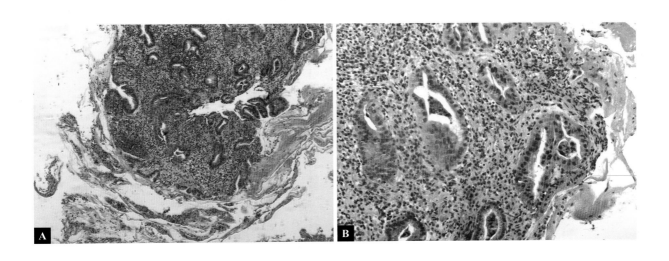

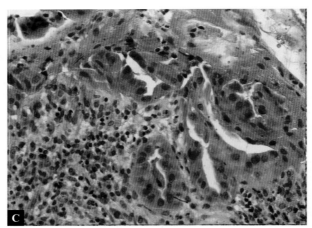

图 10-5
活检病理

点 评

纪小龙　　·从图 10-5B 中胃黏膜腺体的异常表现判断，可以诊断为胃癌。

五、超声内镜

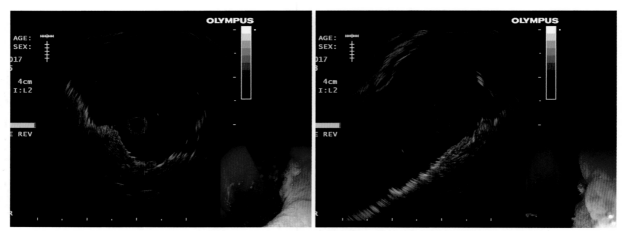

图 10-6　**胃角超声内镜表现**

EUS 示胃角病变处黏膜层至黏膜下层增厚，为低回声，固有肌层完整。

答案选项	回复情况
黏膜下层	33
黏膜内	27
固有肌层	1
受访人数：61	

图 10-7
病例讨论者对病变深度判断的投票结果

讨　论

· 我觉得这个病变是分化型早期胃癌,大小约 2 cm×2.5 cm,Ⅱc+Ⅱa 型,虽然浅表凹陷病变的中央出现浅表隆起改变,但结合 ME-NBI 表现,浅表隆起处考虑修复性改变,考虑病变还是局限在黏膜层,由于这个病变为 UL(+),属于 ESD 的扩大适应证。

浙江省余姚市人民医院 · 黄　戡

· 由于 WGA 常常会出现在病灶边缘的部位,我们结合色素内镜,判断边界如下面两张图。

昆明医科大学第一附属医院 · 董向前

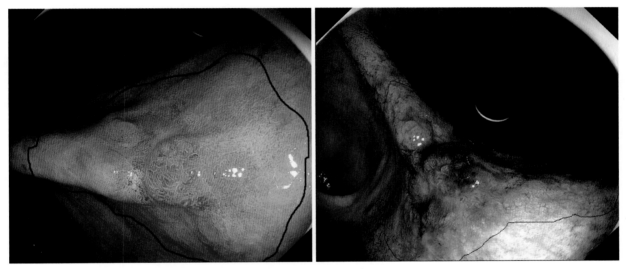

图 10-8　胃角病变的边界判断

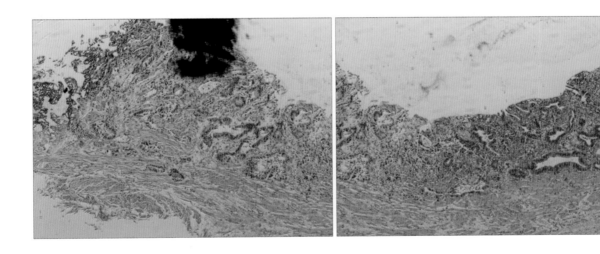

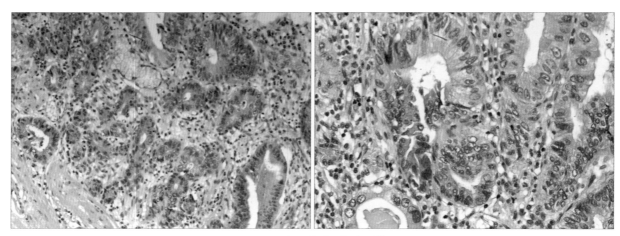

图 10-9　ESD 术后组织病理学

　　患者于 2017 年 11 月 22 日行 ESD 治疗,术后病理(图 10-9)诊断结果:(胃角 ESD 标本)黏膜部分上皮高级别上皮内瘤变/癌变,黏膜内高-中分化腺癌,病变范围约 0.7 cm×0.7 cm,水平切缘(-),垂直切缘(-),神经侵犯(-),脉管侵犯(-)。

 点 评

纪小龙 · 以上 ESD 术后组织病理图片显示胃癌组织已经浸润到黏膜肌层。

李晓波 · 此病例的要点在于 ESD 术前如何使用白光内镜评估合并溃疡的早期胃癌的病变深度,以及如何进行 ME-NBI 指导下靶向活检。

· 胃角病变的 Ⅱa 型改变处 MCE 拉伸,排列规则,IP 增宽,考虑是修复上皮。对于溃疡型早期胃癌浸润深度判断,主要是观察病变的非修复性改变处,存在 MV 不规则/消失或者 MS 不规则/消失的部位是否有明显的隆起或凹陷,是否有僵硬感。此病例为 0-Ⅱc + Ⅱa 型改变,如前面所分析,其中 0-Ⅱa 型改变处考虑修复性改变,不能作为胃癌深浸润的依据,而 0-Ⅱc 型病变的部分没有明显的隆起或凹陷,病变形态可随注气与吸气改变,无明显僵硬感,所以此病例在白光内镜下没有看到黏膜下深浸润的表现。

· 对于可疑早期胃癌的病变,ME-NBI 靶向活检的病理结果明显优于普通白光内镜,更加接近病变的最终诊断。相关研究表明,WGA 似乎更多地位于早期胃癌病变边缘,其对 ME-NBI 诊断胃癌具有很高的特异性和阳性预测值。在 WGA 对应处靶向活检,胃癌诊断的阳性率更高。

· ESD 术后应尽量做复原图,尤其是对于术前内镜诊断与术后病理诊断有明显差别的时候。

· 我们不推荐诊断性 ESD。如果在一些特殊情况下需要做诊断性 ESD,最少也一定要有病理低级别的依据。

延伸阅读

常规胃镜判断早期胃癌浸润深度的方法:non-extension 征(二)

　　non-extension 征的检查方法:使用常规白光胃镜,在早期胃癌处喷洒 0.1% 靛胭脂染色,然后逐渐注入空气至胃壁明显扩展。"胃壁明显扩展"定义为至少符合以下标准之一：

（1）胃体大弯皱襞完全扩展、消失。

（2）胃壁扩展后，早期胃癌周边黏膜的血管可以清楚地辨认。

最后，内镜医生从切线方向观察早期胃癌是否存在梯形隆起。存在梯形隆起者为 non-extension 征阳性，判定胃癌浸润深度为 SM2 或 SM2 以下（图 10-10）。不存在梯形隆起者为 non-extension 征阴性，判定胃癌位于 M 层或 SM1 层（图 10-11）。

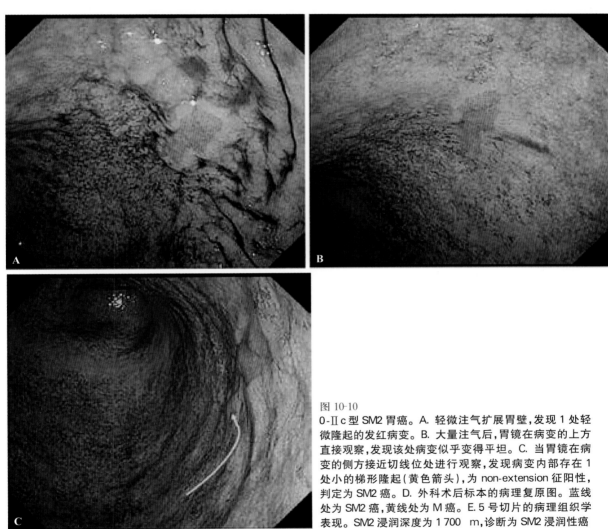

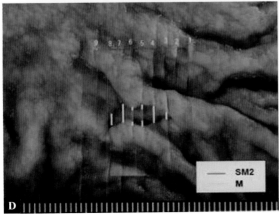

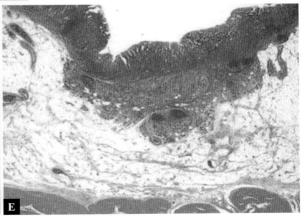

图 10-10

0-Ⅱc 型 SM2 胃癌。A. 轻微注气扩展胃壁，发现 1 处轻微隆起的发红病变。B. 大量注气后，胃镜在病变的上方直接观察，发现该处病变似乎变得平坦。C. 当胃镜在病变的侧方接近切线位处进行观察，发现病变内部存在 1 处小的梯形隆起（黄色箭头），为 non-extension 征阳性，判定为 SM2 癌。D. 外科术后标本的病理复原图。蓝线处为 SM2 癌，黄线处为 M 癌。E. 5 号切片的病理组织学表现。SM2 浸润深度为 1 700 m，诊断为 SM2 浸润性癌

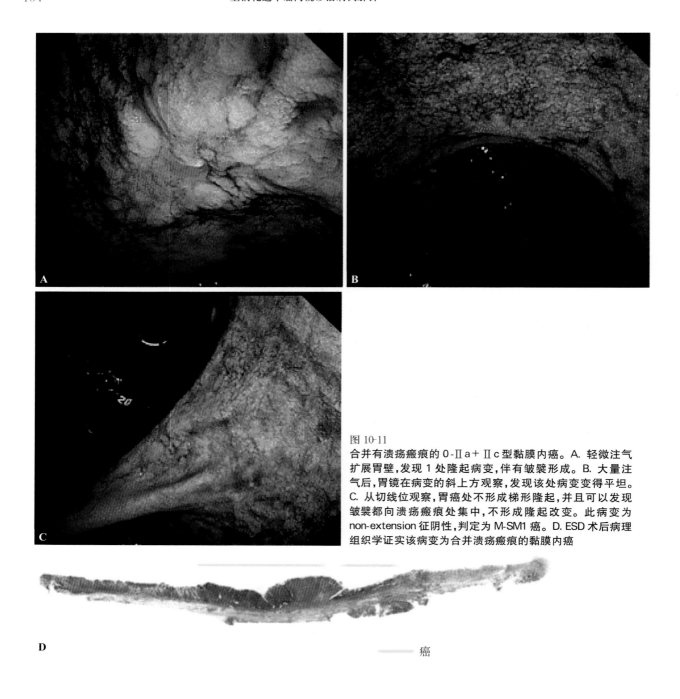

图 10-11

合并有溃疡瘢痕的 0-Ⅱa＋Ⅱc 型黏膜内癌。A. 轻微注气扩展胃壁,发现 1 处隆起病变,伴有皱襞形成。B. 大量注气后,胃镜在病变的斜上方观察,发现该处病变变得平坦。C. 从切线位观察,胃癌处不形成梯形隆起,并且可以发现皱襞都向溃疡瘢痕处集中,不形成隆起改变。此病变为 non-extension 征阴性,判定为 M-SM1 癌。D. ESD 术后病理组织学证实该病变为合并溃疡瘢痕的黏膜内癌

癌

参 考 文 献

［1］ Nagahama T, Yao K, Imamura K, et al. Diagnostic performance of conventional endoscopy in the identification of submucosal invasion by early gastric cancer: the "non-extension sign" as a simple diagnostic marker［J］. Gastric Cancer, 2017, 20(2): 304-313.

［2］ Doyama H, Yoshida N, Tsuyama S, et al. The "white globe appearance"(WGA): a novel marker for a correct diagnosis of early gastric cancer by magnifying endoscopy with narrow-band imaging (M-NBI)［J］. Endoscopy International Open, 2015, 3(02): E120-E124.

［3］ Yoshida N, Doyama H, Nakanishi H, et al. White globe appearance is a novel specific endoscopic marker for gastric cancer: a prospective study［J］. Digestive Endoscopy, 2016, 28(1): 59-66.

［4］ Watanabe Y, Shimizu M, Itoh T, et al. Intraglandular necrotic debris in gastric biopsy and surgical specimens［J］. Annals of Diagnostic Pathology, 2001, 5(3): 141-147.

［5］ Inoue H, Kashida H, Kudo S, et al. The Paris endoscopic classification of superficial neoplastic lesions: esophagus, stomach, and colon: November 30 to December 1, 2002［J］. Gastrointest Endosc, 2003, 58(6 Suppl): S3-43.

病例 11   Hp 除菌后胃癌

分享者・王新钊　申民强

引言：Hp 除菌后胃癌的内镜诊断是目前消化内镜的研究热点和难点之一，本病例将对 Hp 除菌后胃癌的内镜特点和边界判断技巧进行讨论。

病史简介

患者是 60 岁女性，反复上腹部不适 5 年。2015 年 Hp（＋），已成功根除。2016 年 10 月第一次行胃镜检查。

一、胃部背景黏膜

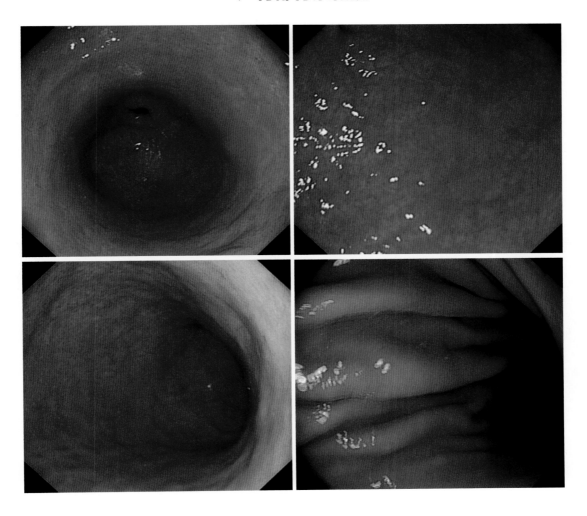

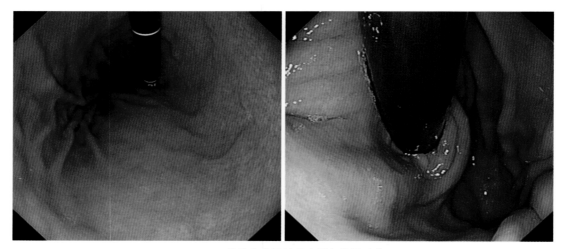

图 11-1　传统白光胃镜观察胃部背景黏膜

胃窦黏膜以红相为主，见多灶性发白，黏膜下血管透见，胃体下部小弯侧黏膜地图状发红，黏膜下血管透见。提示胃部背景黏膜为 Hp 除菌后改变。

图 11-2
病例讨论者对背景黏膜判断的投票结果

答案选项	回复情况
活动性萎缩性胃炎	56.6%
非活动性萎缩性胃炎	31.6%
非萎缩性胃炎	8.3%
难以判断是否活动性	3.3%

二、白光及 NBI 低倍

胃窦大弯侧可见 2 处相邻的黏膜糜烂，部分白光图片缺失，在以下 NBI 低倍放大图片显示萎缩黏膜的区域内出现形态不规则浅表型病变，表面发红，需警惕肿瘤性病变可能。

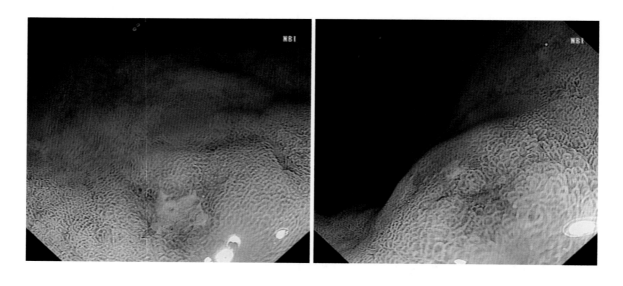

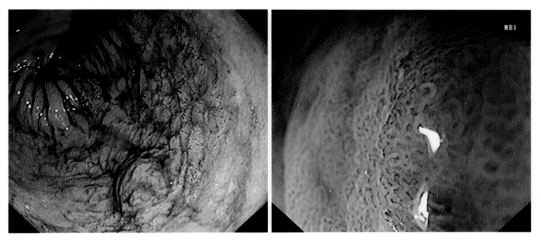

图 11-5　**2处胃窦病变的胃镜精查**

在萎缩的胃窦黏膜区域中可见2处相邻的0-Ⅱa+Ⅱc型病变，大小分别约9 mm×6 mm、7 mm×5 mm，0-Ⅱc型区域形态不规则，NBI显示0-Ⅱc型区域呈褐色改变。靛胭脂染色后显示0-Ⅱa+Ⅱc型病变边界清晰。ME-NBI显示0-Ⅱa+Ⅱc型病变的0-Ⅱc型区域DL（+），MCE大小不等，排列稍紊乱，MV扩张、扭曲，形态不规则；0-Ⅱa型区域MCE拉伸，排列尚规则，IP增宽，MV规则，LBC（+）。2处病变均未见明显隆起或凹陷，无僵硬感，考虑胃癌位于黏膜层可能性大。结合患者Hp除菌后病史，内镜诊断考虑为Hp除菌后早期胃癌。

讨　论

· 除菌后胃癌的边界判断是很多医生容易困惑的地方，请李教授指点观察的要点。

西宁市第一人民医院 · 刘　慧

· 除菌后胃癌的边界判断往往需要重点观察MCE的变化，MV往往还局限在IP内部，用什么方法更加容易发现这种变化呢？首先醋酸染色，然后靛胭脂染色，再联合ME-NBI进行仔细观察。

上海交通大学医学院附属仁济医院 · 李晓波

五、ESD治疗

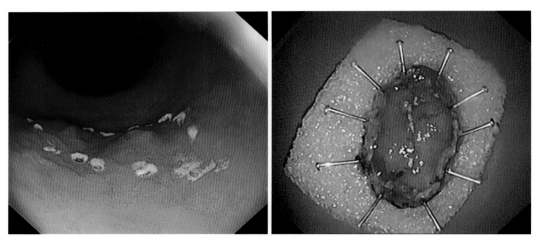

图 11-6 2 处相邻的胃窦病变的 ESD 治疗

行 ESD 治疗，术中结合 ME-NBI 和靛胭脂染色表现确定病变边界。

六、 ESD 术后病理

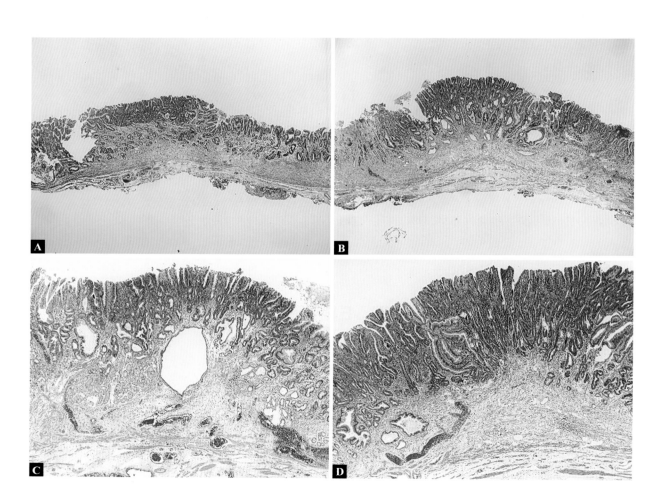

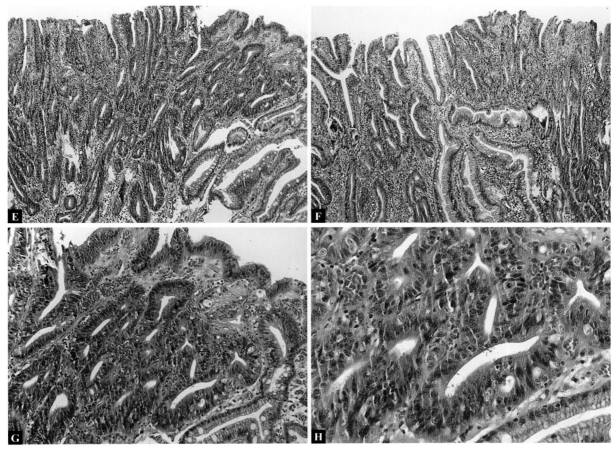

图 11-7 ESD 术后组织病理

图 11-7E、F 显示部分非癌上皮夹杂在癌腺管中，符合除菌后胃癌病理表现。

病理报告：黏膜呈高级别上皮内瘤变伴局灶黏膜内腺癌形成，病变位于黏膜上皮层，占全层的 1/2。标本大小约 31 mm×20 mm，病变大小约 17 mm×6 mm，水平切缘及垂直切缘阴性，淋巴管及血管未见瘤栓，未见神经侵犯，病变区间质内轻度炎症反应，周边黏膜慢性炎症伴不典型肠上皮化生。

纪小龙　·从以上病理图片看，黏膜上 1/2 腺体为高级别上皮内瘤变（日本病理标准则定为高分化腺癌）。

李晓波　·本病例是一个 Hp 除菌后胃癌的典型病例。此类病变与未行 Hp 除菌治疗的分化型早期胃癌相比，内镜表现的最大差异在于癌的边界难以判断。Hp 除菌后早期胃癌的 ME-NBI 特点是，MV 不规则可能并不明显，往往以 MCE 不规则为主，胃癌表面所覆盖非癌上皮的 IP 往往增宽。

·除菌后胃癌边界的判断，主要是依赖 ME-NBI 对 MCE 的不规则、IP 增宽进行仔细观察。如难以确定边界，就需要结合染色内镜表现。可以使用传统白光内镜在醋酸染色后快速观察 1～2 分钟，如仍难以确定边界，再喷洒靛胭脂进行联合染色，这时通常可以观察到比较清晰的病变范围。所以，Hp 除菌后早期胃癌的边界往往需要结合放大内镜、醋酸和靛胭脂染色的内镜表现进行综合分析，才可能做出比较准确的判断。ESD 术前标记时，最好也是以 MCE 正常、IP 没有增宽的位置为标记点。

·有条件的单位，应尽量做出病理复原图，进行内镜表现和病理表现异同的比较，这对于提高内镜医生的诊断能力有很大的帮助。

延伸阅读

Hp 除菌后胃癌的内镜特点

由于 Hp 除菌后胃癌的表面存在非癌上皮覆盖，内镜下经常难以对其进行精确诊断。日本 Saka、Yagi 等学者将 Hp 除菌 1 年后发现的胃癌（除菌组）和 Hp 未治疗的胃癌（非除菌组）进行了内镜表现和组织学表现的对比观察（图 11-8、图 11-9），发现绝大部分（93.6%）未除菌组胃癌的表面只有少量非癌上皮覆盖，覆盖面积比例小于整个胃癌区域的 10%；而大部分（66.7%）除菌组胃癌的表面覆盖较多的非癌上皮，其比例大于整个胃癌区域的 10%，部分病例甚至超过 50%。而 Hp 除菌后胃癌的内镜表现方面（表 11-1），37.5% 的病

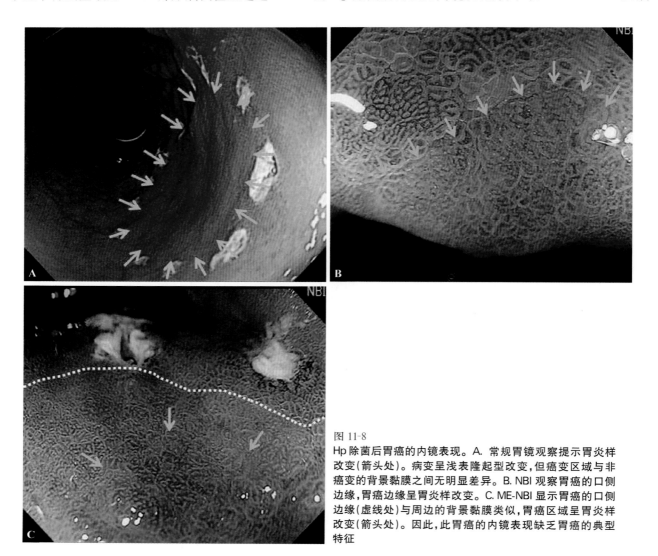

图 11-8

Hp 除菌后胃癌的内镜表现。A. 常规胃镜观察提示胃炎样改变（箭头处）。病变呈浅表隆起型改变，但癌变区域与非癌变的背景黏膜之间无明显差异。B. NBI 观察胃癌的口侧边缘，胃癌边缘呈胃炎样改变。C. ME-NBI 显示胃癌的口侧边缘（虚线处）与周边的背景黏膜类似，胃癌区域呈胃炎样改变（箭头处）。因此，此胃癌的内镜表现缺乏胃癌的典型特征

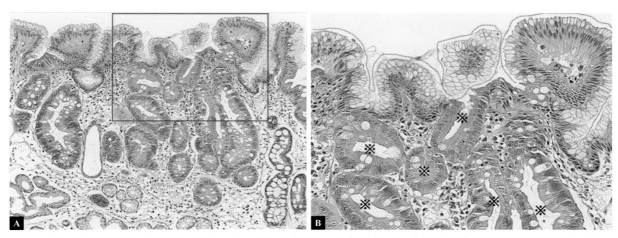

图 11-9　Hp 除菌后胃癌的病理组织学特点。A. ×100，分化型黏膜内癌表面覆盖非癌上皮的典型病理组织学表现。B. ×200，A 中红色方框中的非癌上皮的高倍放大表现，并用虚线加以描绘。病变的表面上皮是无细胞异型性的成熟小凹上皮，它与深部的分化型胃癌组织(※)之间具有明显的分界线

例在传统胃镜观察时表现为胃炎样改变；高达 41. 7% 病例的边界在 ME-NBI 观察下表现为胃炎样改变，与周边背景黏膜分界不清；54. 2% 病例的癌变区域的 ME-NBI 表现为胃炎样改变。

　　对于 Hp 除菌后胃癌的特殊内镜表现，内镜医生需要注意以下几方面：①内镜医生应该充分认识到 Hp 除菌后胃癌在内镜下经常表现为胃炎样改变。②即使 Hp 除菌后胃癌具有这样的特点，ME-NBI 或者色素内镜仔细观察还是可以辨认出胃癌边界的。③通过 ME-NBI 仔细观察，可以发现胃癌区域的轻微不规则改变。

表 11-1　Hp 除菌后胃癌与非除菌后胃癌的内镜特点

	除菌组(n= 24)	非除菌组(n= 47)	P 值
A	37. 5% (9/24)	14. 9% (7/47)	0. 031
B	41. 7% (10/24)	4. 3% (2/47)	< 0. 001
C	54. 2% (13/24)	4. 3% (2/47)	< 0. 001

注：A：传统胃镜观察，胃癌区域呈胃炎样改变；B：ME-NBI 观察，胃癌边界呈胃炎样改变；C：ME-NBI 观察，胃癌区域呈胃炎样改变。

参 考 文 献

[1] Saka A, Yagi K, Nimura S. Endoscopic and histological features of gastric cancers after successful Helicobacter pylori eradication therapy [J]. Gastric Cancer, 2016, 19(2)： 524-530.

[2] Horiguchi N, Tahara T, Kawamura T, et al. A comparative study of white light endoscopy, chromoendoscopy and magnifying endoscopy with narrow band imaging in the diagnosis of early gastric cancer after helicobacter pylori eradication [J]. Journal of Gastrointestinal and Liver Diseases： JGLD, 2017, 26(4)： 357-362.

病例 12 　胃体 0-Ⅱa 型病变

分享者 · 刘　哲

　　引言：对于胃黏膜隆起型病变，我们通常需要考虑到增生性息肉、胃底腺息肉、腺瘤、分化型早期癌等可能，需要通过白光、电子及化学染色、放大等多种方法进行鉴别。一些病变中出现的 WOS 对于病变性质的判断有无帮助呢？

病史简介

72 岁男性，上腹饱胀不适半年，既往吸烟 40 多年，每日 20 支；^{14}C 呼气试验阳性，未除菌。

一、胃窦体交界后壁病变白光及靛胭脂染色

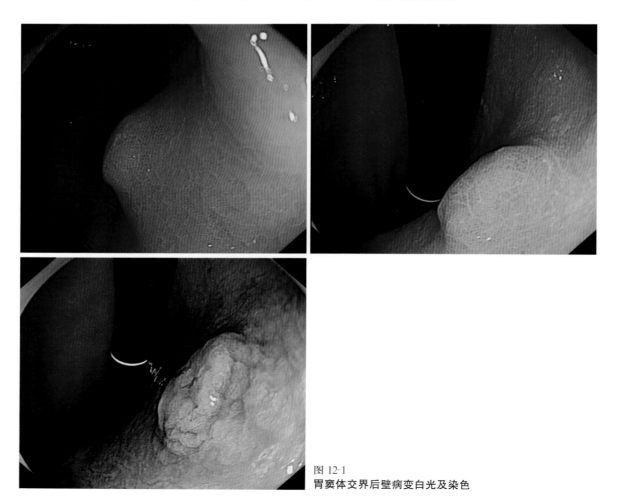

图 12-1
胃窦体交界后壁病变白光及染色

　　胃窦体交界后壁发现约 0.8 cm 0-Ⅱa 型病变,白光胃镜下色泽稍发白,边界显示欠清,靛胭脂染色后边界清晰,病变区域胃小区扩大,与背景黏膜差异明显,中央出现自发性出血,白光及染色内镜下诊断考虑为腺瘤或分化型早期胃癌。

二、NBI 及 ME-NBI 观察

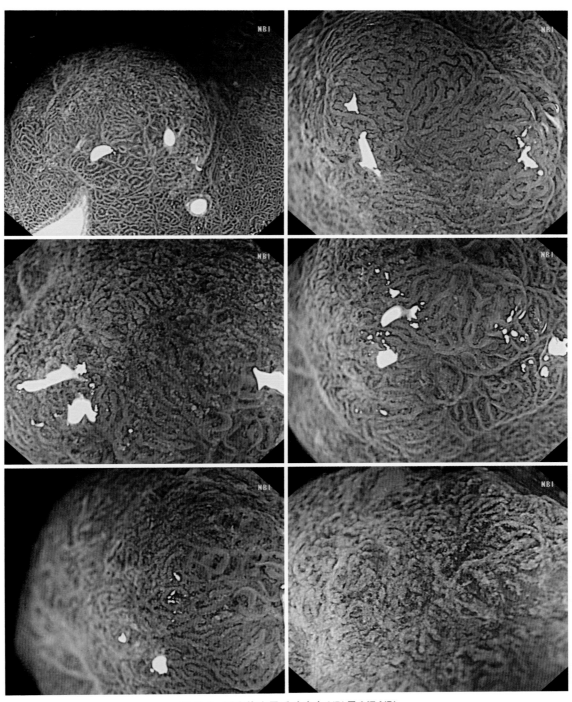

图 12-2　**胃窦体交界后壁病变** NBI 及 ME-NBI

NBI 下病变呈现茶褐色改变，ME-NBI 下可见大小不一的 MCE 及扭曲扩张但尚走行于 IP 内的微血管，大部分区域可见 WOS，结合 0-Ⅱa 型的肉眼类型，考虑病变性质为肠型腺瘤可能大，同时根据 WOS 分布不规则的表现，考虑存在高级别上皮内瘤变。

选项1:腺瘤	38.6%	17票
选项2:分化型腺癌	56.8%	25票
选项3:未分化型腺癌	4.5%	2票

图 12-3
病例讨论者对病变组织学性质判断的投票结果

讨 论

·白光胃镜看三点：①部位在窦体交界后壁，属于高发的胃癌三角；②孤立性隆起糜烂；③自发性出血，尽管染色前没血，染完色后有出血，提示病变黏膜很脆。所以选择肿瘤性病变，应行 ESD 治疗。

石河子大学医学院第一附属医院·田书信

三、活检病理

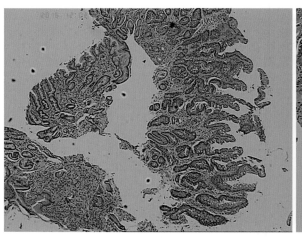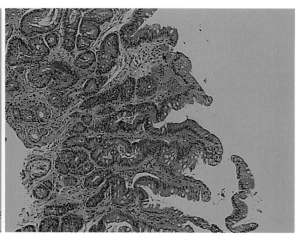

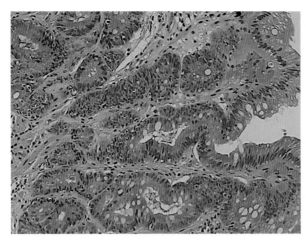

图 12-4
活检病理

选项1:随访	2.3%	1票
选项2:ESD	88.6%	39票
选项3:手术治疗	6.8%	3票
选项4:APC烧灼或射频消融	2.3%	1票

图 12-5
根据以上图片,病例讨论者对病变处理方式选择的投票结果

病理结果:腺瘤。

因为腺瘤是癌前病变,且超过 2 cm 的约一半已经发生癌变,所以需要内镜下切除,最后选择行 ESD 治疗。

四、 术后病理

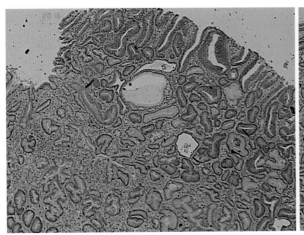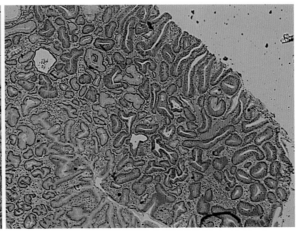

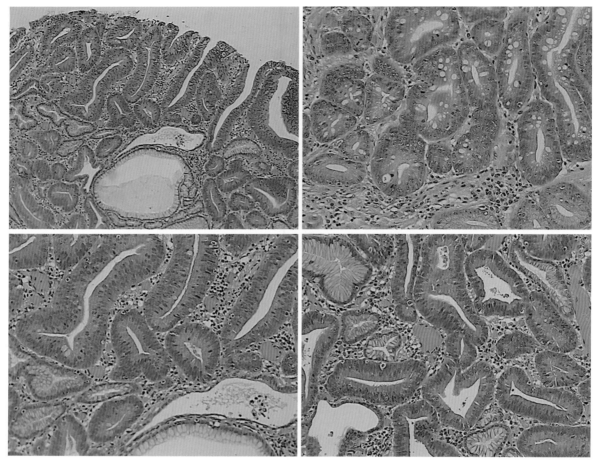

图 12-6　ESD 术后病理

病理报告：管状腺瘤Ⅰ～Ⅱ级，部分腺体低级别上皮内瘤变。

点 评

李晓波　　· 本病例是典型胃腺瘤的表现，表面呈现 WOS，此时应着重观察 WOS 所勾勒出来的微细结构是否规则，越不规则则异型增生的程度越重。但是也因为 WOS 的覆盖，微血管会不清晰或不典型。本例术后病理应为高级别上皮内瘤变。

纪小龙　　· 观察 ESD 术后病理图，诊断应为部分区域胃黏膜浅部（上半部）腺体高级别上皮内瘤变。

延伸阅读

WOS

　　白色不透明物质（white opaque substance，WOS）是脂质物质沉积在浅表上皮层的黏膜细胞内所致，可通过 ME-NBI 观察到，它是预测肠上皮化生的一个重要标志。

　　日本 Takao Kanemitsu 等的一项研究表明，WOS 对肠上皮化生的敏感性、特异性分别为 50%、100%。

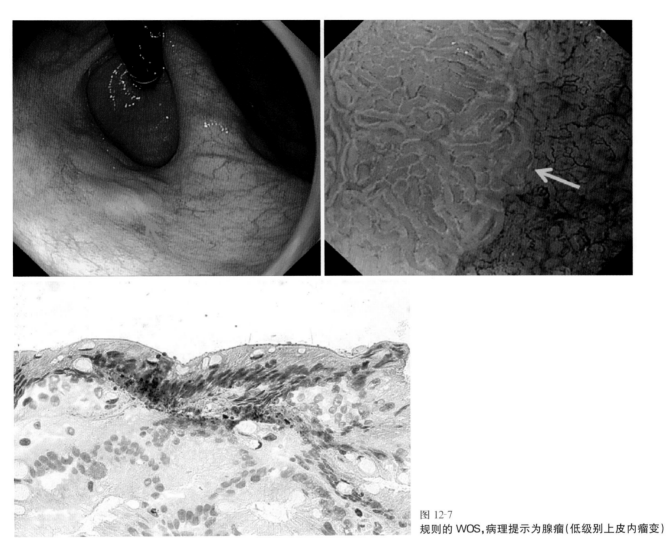

图 12-7
规则的 WOS,病理提示为腺瘤(低级别上皮内瘤变)

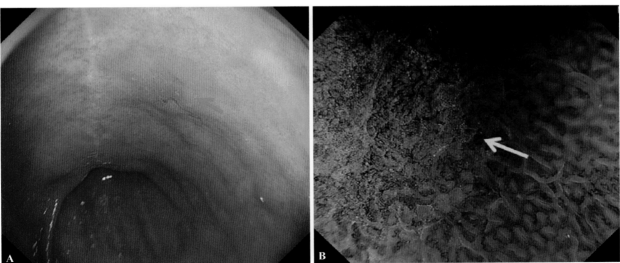

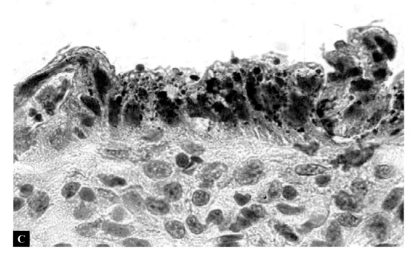

图 12-8
不规则的 WOS,病理提示为高级别上皮内瘤变

由于 WOS 对肠化具有绝对的特异性,因此 WOS 的存在可以明确肠化的存在。

在临床实践中,由于 WOS 存在于腺管表层上皮细胞内,所以我们在 ME-NBI 可以通过 WOS 清晰地辨认出腺管的微细结构,但也是由于 WOS 的遮盖作用,使得我们观察微血管结构变得极为困难。

因此,对于存在 WOS 的病变,可以根据其分布的规则来判定病变微结构的紊乱程度,并最终做出病变性质的判断。

参 考 文 献

[1] Kanemitsu T. Extending magnifying NBI diagnosis of intestinal metaplasia in the stomach: the white opaque substance marker [J]. Endoscopy, 2017, 49(6): 529-535.

[2] Yao K, Iwashita A, Nambu M, et al. Nature of white opaque substancein the gastric epithelial neoplasia as visualized by magnifying endoscopy with narrow-band imaging [J]. Dig Endosc, 2012, 24: 419-425.

[3] Ueo T, Yonemasu H, Yada N, et al. White opaque substance represents an intracytoplasmic accumulation of lipid droplets: Immunohistochemicaland immunoelectron microscopic investigation of 26 cases [J]. Dig Endosc, 2013, 25: 147-155.

[4] Ueo T, Yonemasu H, Yao K, et al. Histologic differentiation and mucinphenotype in white opaque substance-positive gastric neoplasias [J]. Endosc Int Open, 2015, 3: E597-E604.

病例 13 　 胃窦 0-Ⅱa 型病变（一）

分享者·赵　奎

　　引言：在胃镜筛查过程中，对于萎缩性胃炎而言，主要是运用白光在萎缩区域及萎缩边界周边寻找缺乏萎缩表现的病变黏膜，通过白光胃镜下肉眼形态、色泽等异常表现来发现早期胃癌；而其中对于轻微隆起型病变，应考虑到腺瘤、分化型癌、淋巴瘤、炎性增生等多种可能，然后再进行染色、放大等进一步观察。所以，在内镜筛查中，熟悉 0-Ⅱa 型早期胃癌白光胃镜下特点至关重要，本病例将展示典型的 0-Ⅱa 型早期胃癌。

病史简介
50 岁女性，因上腹胀痛不适来院行胃镜检查。

一、胃窦后壁病变白光及靛胭脂染色观察

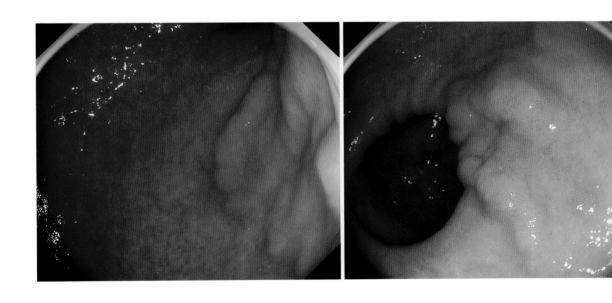

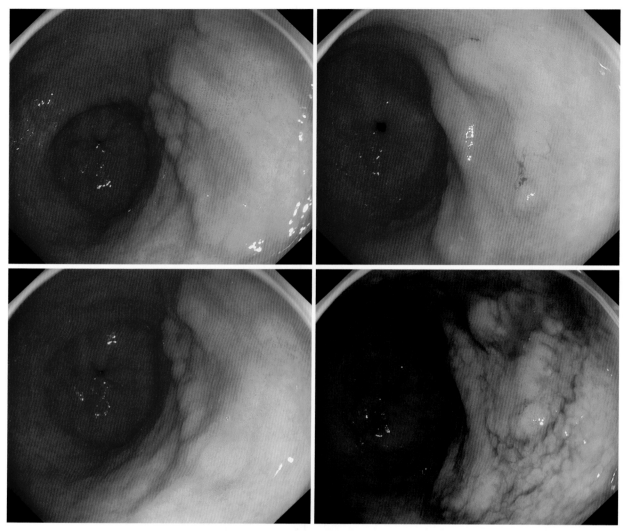

图 13-1　胃窦后壁病变白光

胃窦黏膜整体变薄,花斑状发白,下方血管网透见,提示背景黏膜为萎缩状态;在胃窦后壁近胃体处发现一处 0-Ⅱa 型病变,白光胃镜下呈轻度发红表现,病变整体柔软,不同气量下病变变形良好,靛胭脂染色后边界清晰勾勒,病变区域胃小区结构明显扩大,与周边区别明显,白光及染色下怀疑分化型黏膜内癌。

二、胃窦后壁病变 NBI 及 ME-NBI 观察

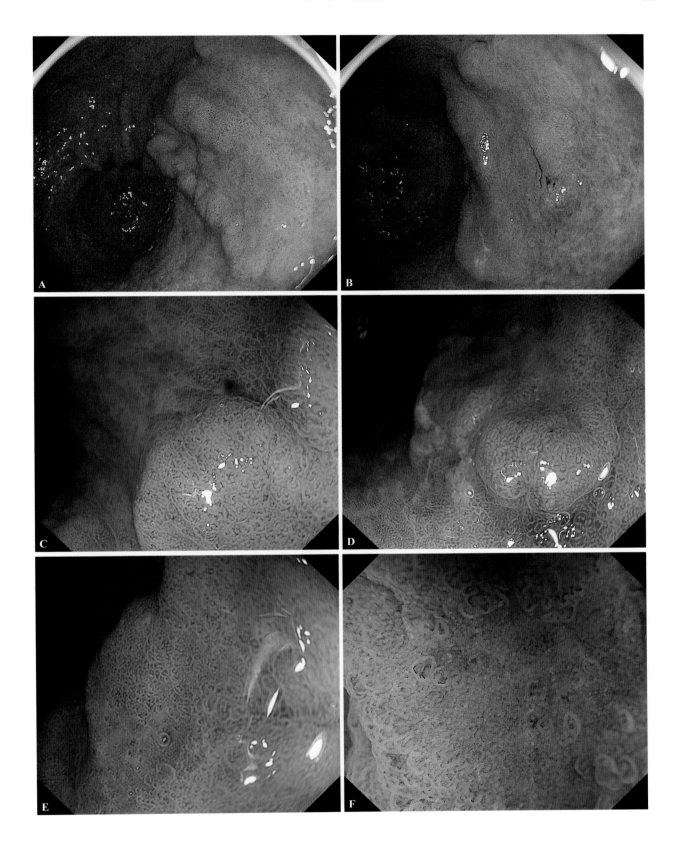

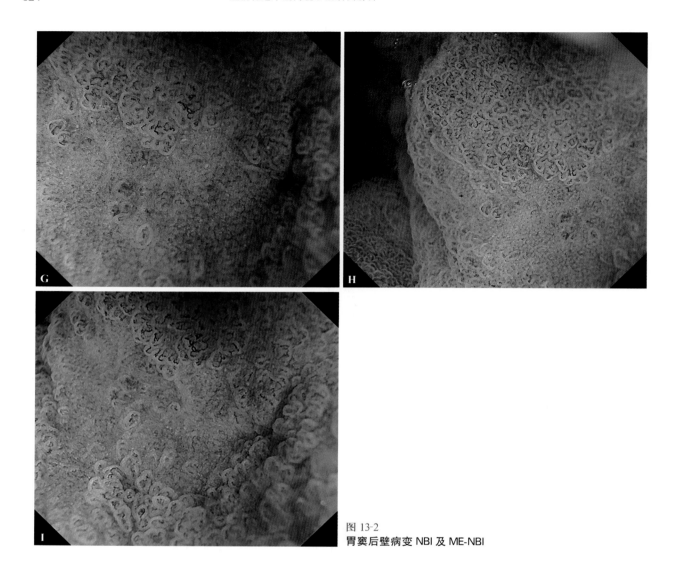

图 13-2
胃窦后壁病变 NBI 及 ME-NBI

讨 论

· 白光胃镜下边界清楚，但 NBI 下和背景黏膜无明显色差；ME-NBI 下是 FNP 和 ILL-1 表现，提示高分化黏膜内癌。

雅安市人民医院·邵泽勇

　　NBI 下病变区域呈青褐色改变，边界更加清晰显示，ME-NBI 下可见 MCE 细小密集呈乳头状表现，大小不等、方向不齐，局部不鲜明化，微血管呈现不规则网格样及在 IP 内扭曲扩张等表现，内镜下诊断高分化癌。

三、 胃窦后壁病变活检病理

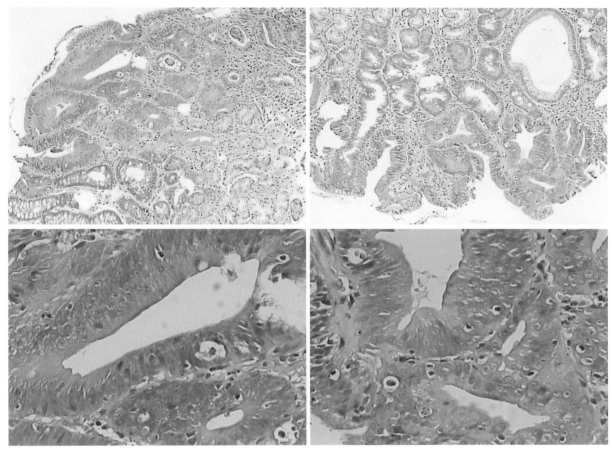

图 13-3　**胃窦后壁病变活检病理**

 点 评

纪小龙　　　·黏膜层的表浅 1/3 为高分化腺癌，可称为极早癌。

　　综合白光、NBI 及 ME-NBI，考虑胃窦后壁 0-Ⅱa 型高分化黏膜内癌，大小约 3.5 cm×1.5 cm，无溃疡及溃疡瘢痕表现，结合活检病理结果，属于 ESD 治疗绝对适应证。

四、ESD 治疗

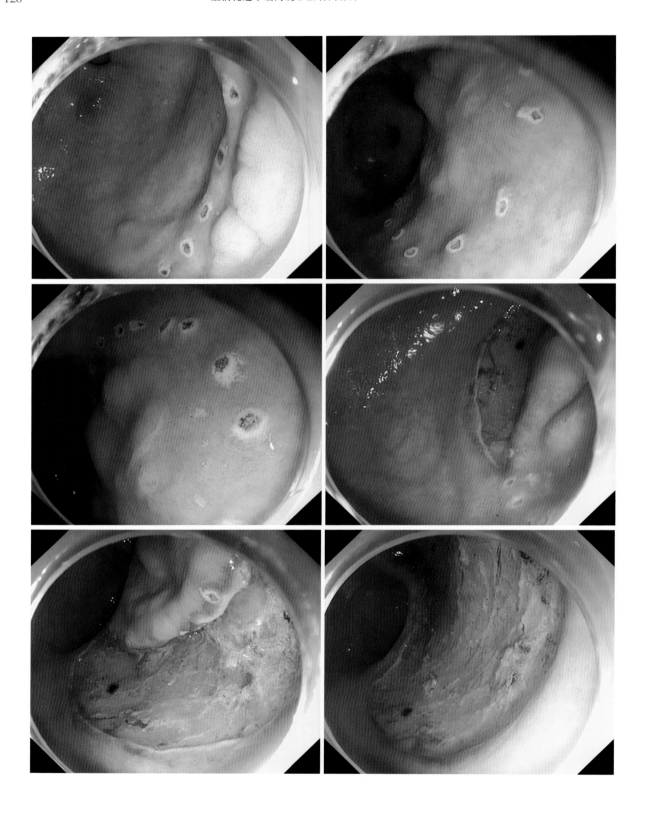

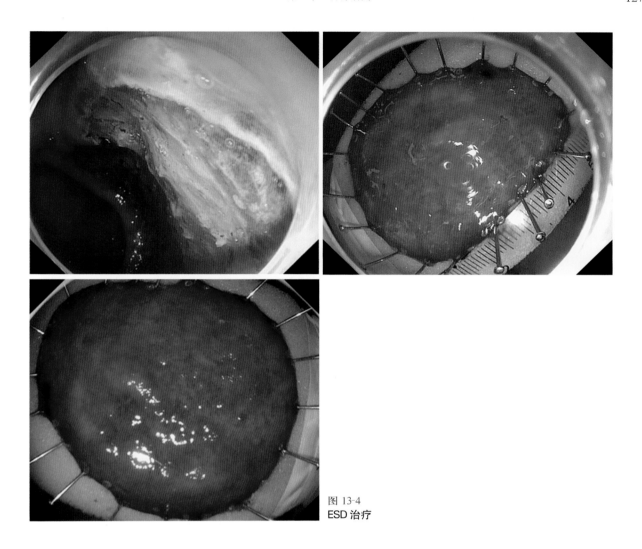

图 13-4
ESD 治疗

五、 ESD 标本固定及病理观察

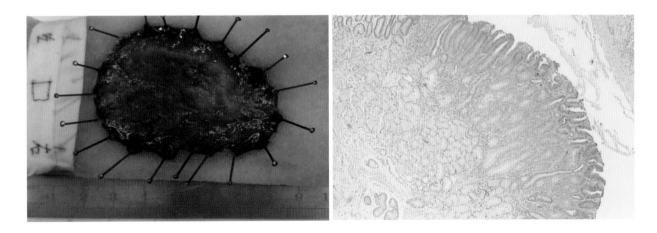

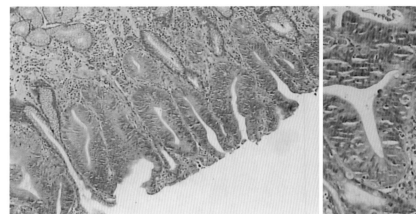
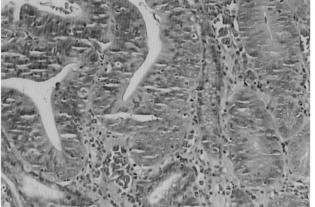

 图 13-5　ESD 标本固定及病理

病理结果：黏膜中度慢性炎，活动期（＋＋），肠化（＋），萎缩（＋），淋巴滤泡形成；部分区域胃黏膜上皮低级别上皮内瘤变（2～16 条）；水平切缘：阴性；垂直切缘：阴性（图 13-5）。

点 评

纪小龙　　·高分化管状腺癌，属于 M1，癌局限于腺颈部的浅表部分，ESD 将这个癌灶彻底根除。

李晓波　　·本例病变白光胃镜下发现边界清楚且不规则，结合萎缩背景，首先考虑肿瘤性病变，此外病变蠕动中表现柔软，白光胃镜下诊断黏膜内癌；NBI 未呈现常见的茶褐色，反而呈现类似肠化的青色调，有一定的误导；放大胃镜下可清晰观察到部分呈细小乳头状结构中有扭曲相连的微血管，因此诊断分化型癌成立，本病例中部分微细结构显示欠清，与癌腺管密集导致的 MCE 不鲜明相关，此时若使用醋染弱放大观察则更会清楚勾勒不规则的微细结构。

延伸阅读

RAC

在 Hp 未感染的胃黏膜，其胃底腺区域内存在排列规则的汇集小静脉。使用常规白光胃镜对汇集小静脉进行稍远距离观察时，可见"大量规则分布的小红点"，而近距离观察时则可看到"海星样外观"，这就是规则排列的汇集静脉（regular arrangement of collecting venules，RAC）。当胃镜观察到 RAC 阳性时，判断该胃黏膜为 Hp 未感染胃黏膜的准确性可达到 95％。

部分胃窦部存在 Hp 感染相关性胃炎的患者，其胃体上部黏膜也可出现类似 RAC 的表现，但这并非真正的 RAC，容易引起误诊。所以在判断是否为 RAC 阳性时，推荐在胃体下部黏膜进行观察。只有 RAC 表现在几乎整个胃体黏膜都可以观察到时，才是真正的 RAC（图 13-6）。

日本学者八木一芳等人的研究表明，RAC 阳性的患者几乎不会患胃体或者胃窦部的分化型癌，但贲门癌的患病率无明显下降。

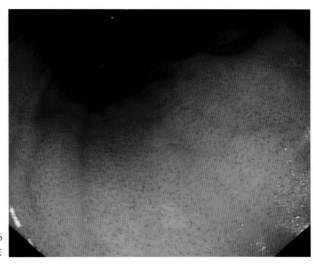

图 13-6
Hp 未感染黏膜的常规白光胃镜表现，RAC 阳性

［1］ Yagi K，Nakamura A，Sekine A. Characteristic endoscopic and magnified endoscopic findings in the normal stomach without Helicobacter pylori infection［J］. Journal of Gastroenterology and Hepatology，2002，17(1)：39-45.

［2］ Yagi K，Aruga Y，Nakamura A，et al. Regular arrangement of collecting venules（RAC）：a characteristic endoscopic feature of Helicobacter pylori-negative normal stomach and its relationship with esophago-gastric adenocarcinoma［J］. Journal of Gastroenterology，2005，40(5)：443-452.

病例 14 除菌后背景下的 0-Ⅱa+Ⅱc 型病变

分享者·邵泽勇

引言：对于早期胃癌分化程度的分类，分为分化型和未分化型，在内镜诊断中，两种类型有着明显的差异，但胃癌分化程度分类毕竟是人为的，同一病变中常常有不同分化程度的表现，因此，以占主要比例的类型来确定分化类型。但是对于面积大、暴露不佳、无法全面观察的病变，确定分化类型存在较大困难，如何克服上述困难，尽量做到精准术前判断，是难点也是热点。本病例将就如何更好地观察、暴露病变进行探讨。

病史简介

61 岁，男性。反复上腹痛 10 年。1 年前院外胃镜活检示慢性胃炎，1 个月前院外胃镜描述"胃窦小弯呈铺路卵石样改变"，活检提示"高级别上皮内瘤变"。2017 年 5 月 9 日来院行胃镜检查。

一、胃背景黏膜观察

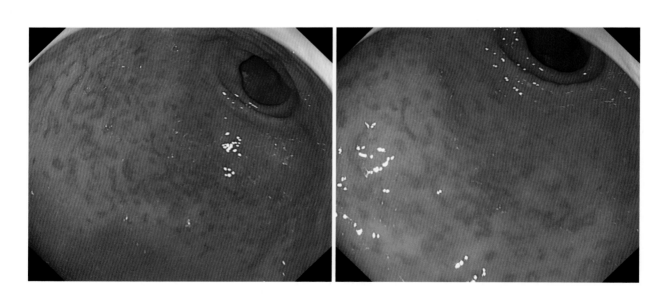

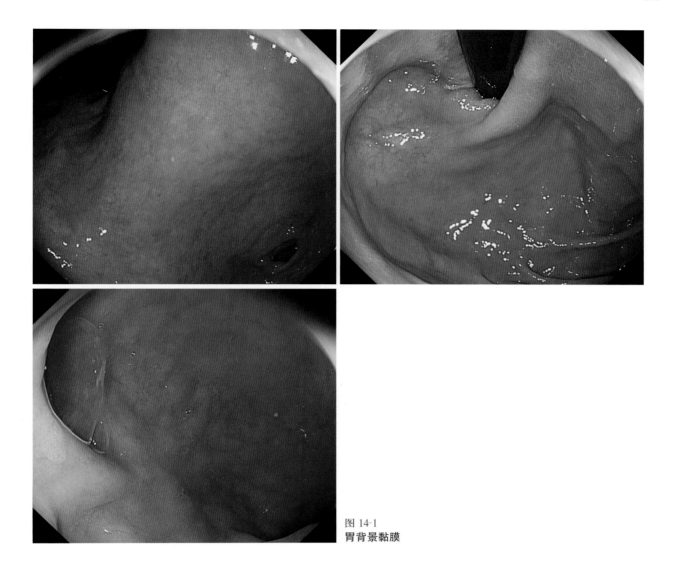

图 14-1
胃背景黏膜

　　萎缩区域已经越过贲门,向胃体前后壁延伸,诊断为萎缩 O-2 型;此外胃窦萎缩区域呈现地图样发红,整个萎缩区域黏膜白光胃镜下色泽要比非萎缩区域明显偏红,提示出现色调逆转现象,所以诊断为非活动性胃炎萎缩 O-2 型,而且胃窦、胃角区域存在大片状灰白色改变,考虑弥漫性肠上皮化生。此外球部变形,可见 S2 期溃疡。

二、胃窦小弯后壁病变白光观察

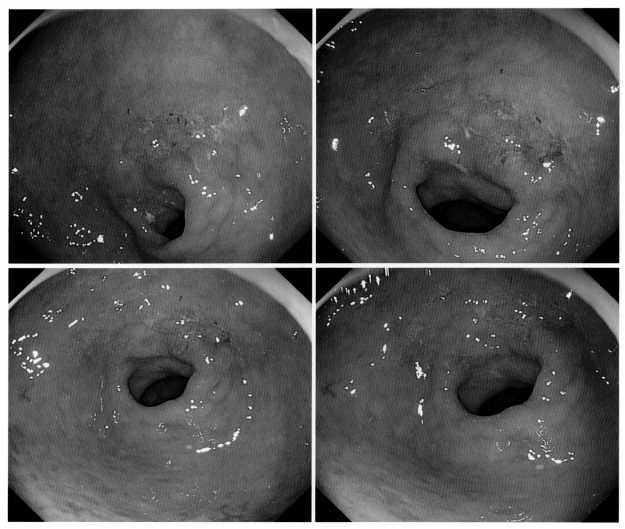

图 14-2　胃窦小弯后壁病变白光观察

　　胃窦小弯及后壁侧可见 0-Ⅱc＋Ⅱa 型病变,大小约 4.5 cm×6 cm,白光胃镜下发红,口侧边界清晰,局部呈现星芒状,肛侧因病变牵拉引起胃窦前后壁黏膜缩窄而无法清晰显示,白光胃镜下病变柔软度良好,无僵硬、皱襞集中融合、台状隆起等黏膜下深浸润表现,考虑为分化型黏膜内癌可能性大。

　　因肛侧暴露不佳,因此选择变换体位,择期于 5 月 13 日(4 日后)仰卧位状态下再次行内镜检查。

三、 胃窦小弯后壁病变再次白光观察

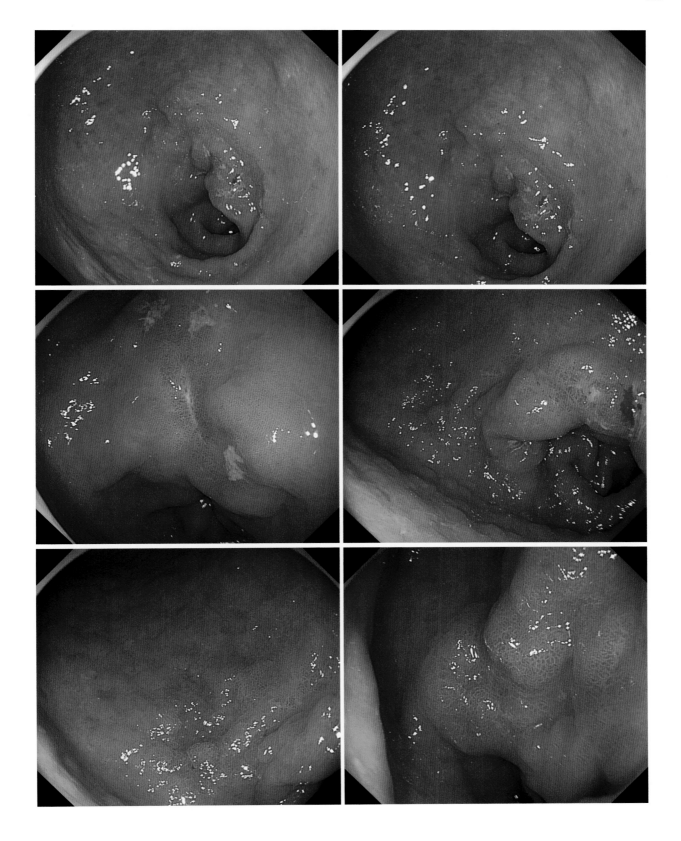

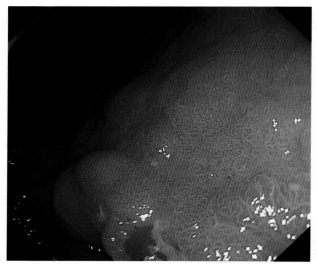

图 14-3
胃窦小弯后壁病变再次白光观察

仰卧位状态下肛侧边界清晰显示，提示未累及幽门环。

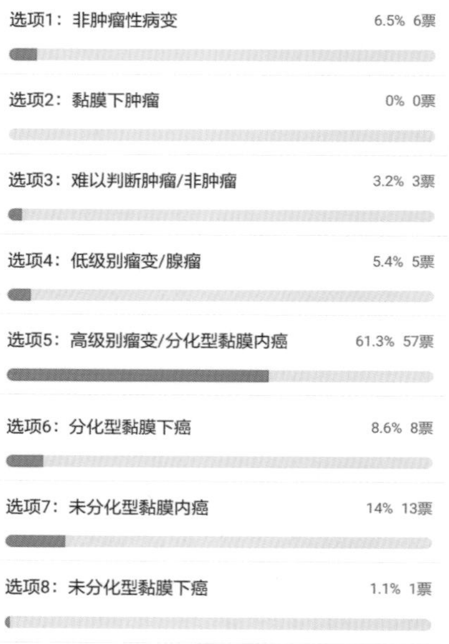

选项1： 非肿瘤性病变　　　　　6.5%　6票

选项2： 黏膜下肿瘤　　　　　　0%　0票

选项3： 难以判断肿瘤/非肿瘤　　3.2%　3票

选项4： 低级别瘤变/腺瘤　　　　5.4%　5票

选项5： 高级别瘤变/分化型黏膜内癌　61.3%　57票

选项6： 分化型黏膜下癌　　　　8.6%　8票

选项7： 未分化型黏膜内癌　　　14%　13票

选项8： 未分化型黏膜下癌　　　1.1%　1票

图 14-4
根据以上图片，讨论者对病变组织学类型判断的投票结果

四、 胃窦小弯后壁病变 NBI 及 ME-NBI 观察

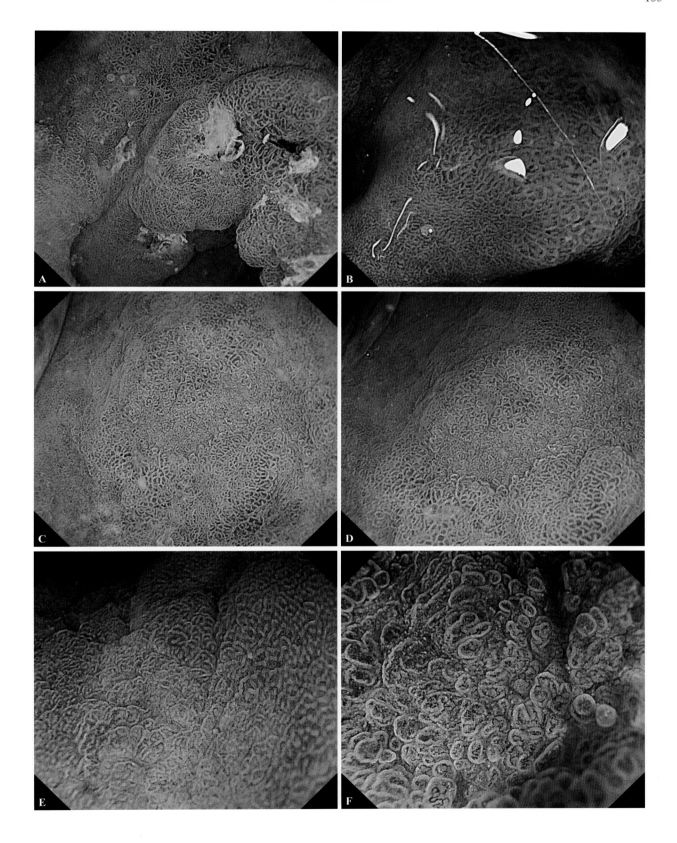

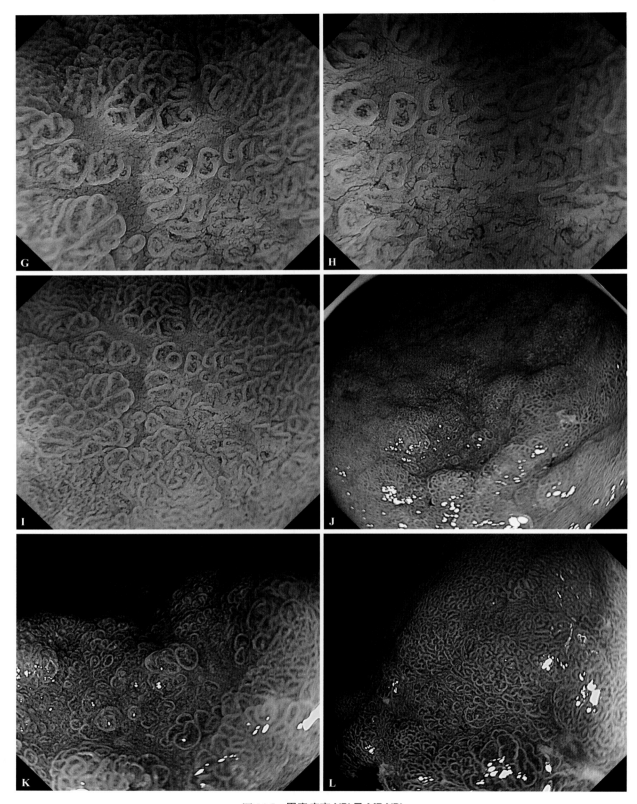

图 14-5　胃窦病变 NBI 及 ME-NBI

　　图 14-5A~E 中 NBI 下呈现典型茶褐色改变,B~F 中 MCE 密集细小且有大小不等、形态不一、方向不一致、排列不规则的表现,考虑为高分化癌,G~I 局部 MCE 扩大及消失,MV 增粗、扭曲、形态不一,并可见 VEC

结构,提示中低分化可能性大;J~L 可见 MCE 扩张和融合表现,部分可见 MCE 缺失表现,考虑中分化可能。

点评

李晓波 · 如图 14-5G~I 所示,放大下黏膜凹陷,微血管增粗、扭曲、形态不一且多灶性出现,在胃体部应首先考虑萎缩,而在胃窦部却要首先怀疑癌,而且分化程度偏中低。

选项1:非肿瘤性病变	0% 0票
选项2:黏膜下肿瘤	1.5% 1票
选项3:难以判断肿瘤/非肿瘤	0% 0票
选项4:低级别瘤变/腺瘤	1.5% 1票
选项5:高级别瘤变/分化型黏膜内癌	62.7% 42票
选项6:分化型黏膜下癌	4.5% 3票
选项7:未分化型黏膜内癌	19.4% 13票
选项8:未分化型黏膜下癌	10.4% 7票

图 14-6
根据上述图片,讨论者对病变组织学判断的投票结果

至此,内镜下判断病变为分化型黏膜内癌,以高中分化为主,虽然大小超过 2cm,但属于 ESD 治疗的相对适应证,所以选择了行 ESD 治疗。

五、ESD 治疗

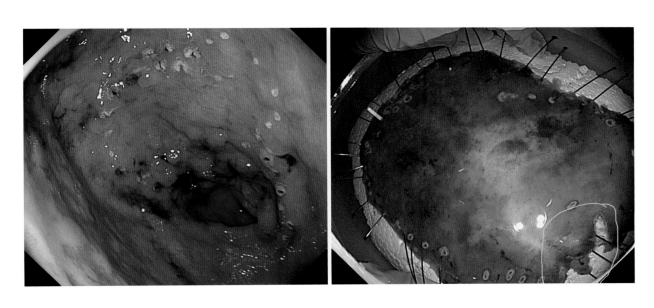

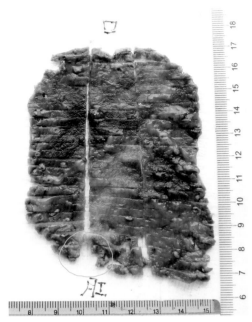

图 14-7
ESD 治疗及术后标本

六、术后病理

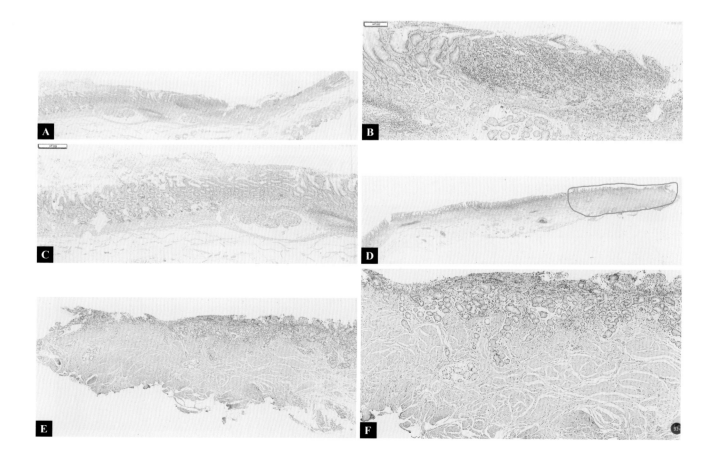

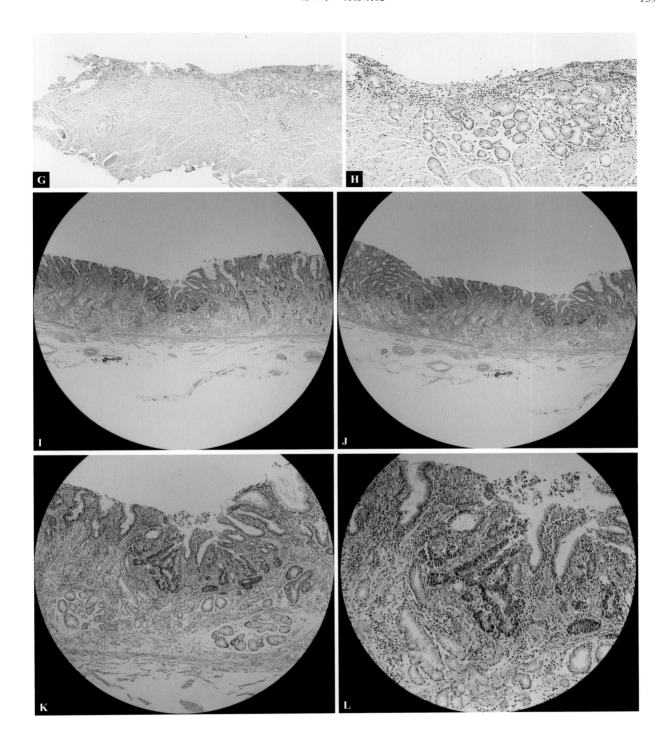

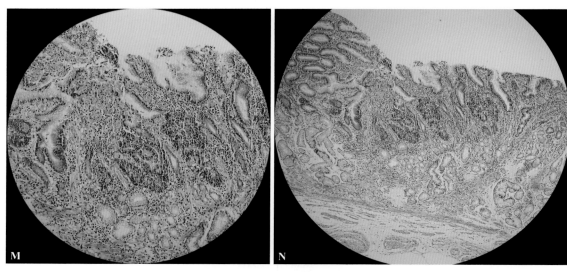

图 14-8　ESD 术后病理

纪小龙　·图 14-8A～C 中，A、C 是低分化腺癌，B 是非癌；D～I 的组织学图是原本"溃疡"后的瘢痕；H～I 的表面腺管非癌性；K～N 的组织学图显示高分化腺癌；J 为多灶分布的高分化腺癌。这是典型的"胃癌发生学"教材。同一起源的癌分化程度并不是一致的，从肿瘤组织学来说，几乎每个肿瘤都会有不同的分化阶段。

柏健鹰　·同一起源的癌完全可以不同分化，原因有两个：其一，早期分化型癌在往深层浸润时可发生去分化，意味着浸润越深其分化程度越差；有数据表明，早期胃癌中未分化癌约占 10%，而进展期癌中可达到 50%。肿瘤细胞谱系研究发现，管状腺癌与印戒细胞癌等低黏附性癌存在相互转型的现象，胃癌的表型可随着肿瘤的生长而发生改变。其二，有研究显示分化型微小癌本身就存在混合表型，表达微卫星不稳定性（MSI）和 hML H1 启动子甲基化。

李晓波　·本例中病变整体连续，但存在多种表面结构改变，反应腺管密度上稀疏致密夹杂，凹陷处分化低，隆起平坦处分化高。肿瘤浸润生长时分化程度可逐渐变低，而局限于黏膜层的早期癌则可能为多灶性发生，因此会出现分化和未分化成分混杂现象。此外，病变边缘的判定可多元化，需多方面考虑到，如用靛胭脂、醋酸及 NBI 弱放大等方法。

延伸阅读

VEC 形态

上皮环内血管形态（vessels within epithelial circle pattern，VEC 形态）是一种环形 MCE 包绕不规则微血管的特殊内镜表现，属于不规则微表面结构的表现形式之一。使用 ME-NBI 观察发现这种特殊表现时，常提示该病变为癌性病变，且病变内部含有乳头状结构（图 14-9、图 14-10）。

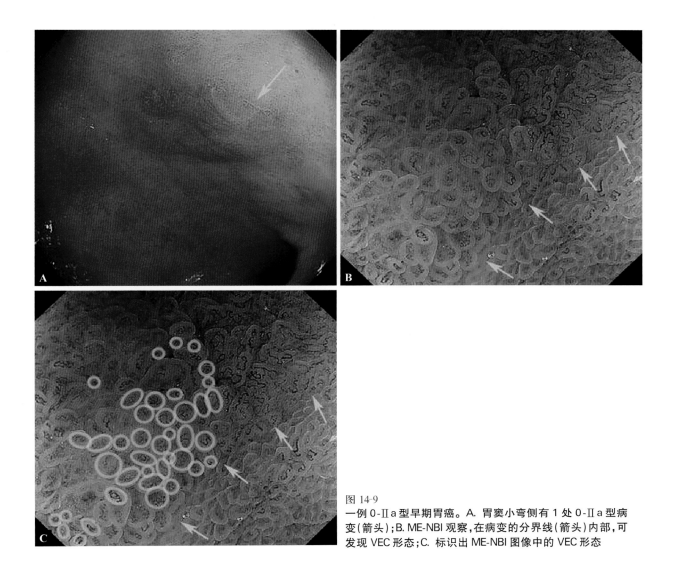

图 14-9
一例 0-Ⅱa 型早期胃癌。A. 胃窦小弯侧有 1 处 0-Ⅱa 型病变（箭头）；B. ME-NBI 观察，在病变的分界线（箭头）内部，可发现 VEC 形态；C. 标识出 ME-NBI 图像中的 VEC 形态

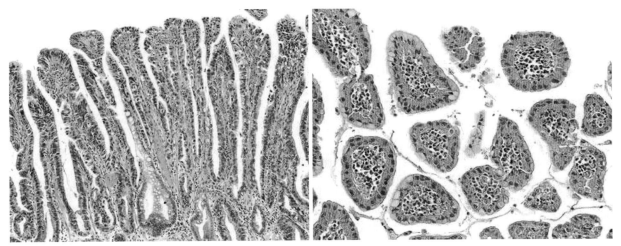

图 14-10　乳头状结构的组织病理学表现

ME-NBI 观察到的环形上皮与组织病理学中乳头状突起部边缘的腺窝上皮相对应；而环形上皮包绕的不规则微血管则对应于乳头状突起部边缘上皮下间质中的增生微血管（图 14-11）。

当 M-NBI 观察到 VEC 形态时，内镜医生需引起高度警惕。建议对该病变进行多点活检以排除未分化癌成分，并仔细评估胃癌的浸润深度。

日本学者 Kanemitsu T、Yao K 等的一项小样本量研究表明，VEC 形态阳性的早期胃癌合并未分化癌成分或者黏膜下层浸润各占约 1/4。这与病理学研究中乳头状腺癌比管状腺癌更具侵袭性是相符的。

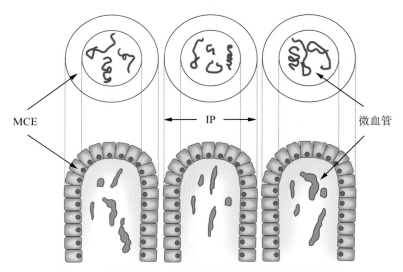

图 14-11　VEC 形态与组织病理学中乳头状结构的对应关系

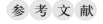

Kanemitsu T, Yao K, Nagahama T, et al. The vessels within epithelial circle (VEC) pattern as visualized by magnifying endoscopy with narrow-band imaging (ME-NBI) is a useful marker for the diagnosis of papillary adenocarcinoma: a case-controlled study [J]. Gastric Cancer, 2014, 17(3): 469-477.

病例15　胃角 0-Ⅱa 型病变

分享者·刘　哲

引言：在胃腺瘤或肠型早期胃癌中出现的 WOS，对于病变结构的判断会起到帮助作用，效果类似于良好的醋酸染色。在没有 WOS 的帮助下，我们该如何判断微结构呢？

病史简介

62 岁女性，反复上腹部不适 2 年，否认吸烟及饮酒史，^{14}C 呼气试验提示 Hp 阳性。

一、胃角后壁病变白光及靛胭脂染色

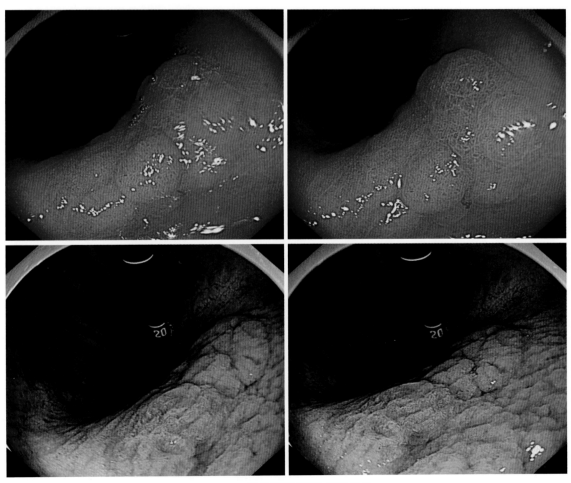

图 15-1　胃角后壁病变白光及染色

胃角后壁约 2 cm 0-Ⅱa 型病变,背景黏膜色泽有灰白色改变,提示肠化背景下,病灶白光胃镜下黏膜有发黄表现,靛胭脂染色后边界清晰,病变内胃小区增大,综合上述表现,高度怀疑肠型腺瘤或肠型高分化腺癌。

二、NBI 及 ME-NBI 观察

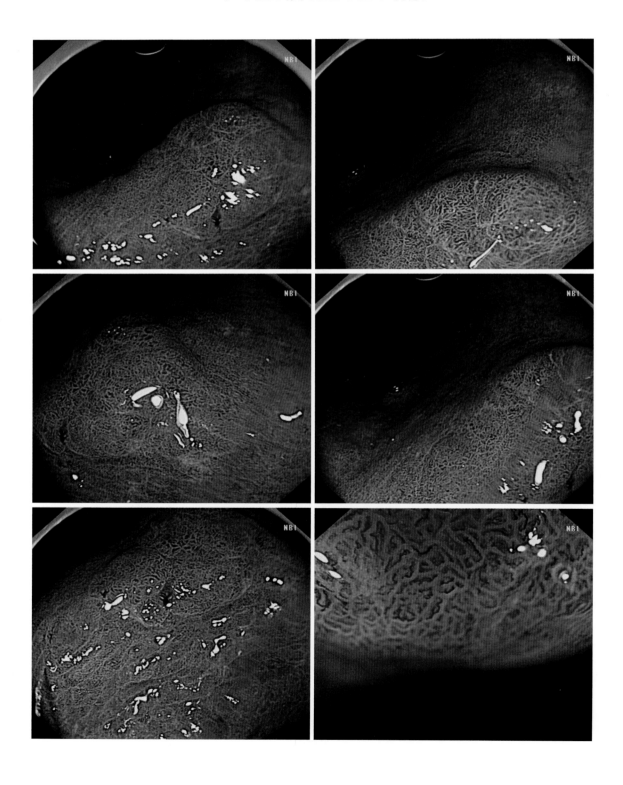

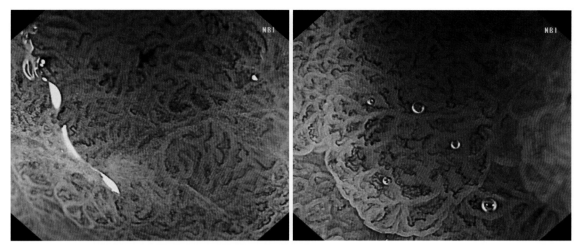

图 15-2　胃角后壁病变 NBI 及 ME-NBI

NBI 下背景呈现青色,提示整体背景为萎缩肠化,病变区域呈现典型茶褐色,边界清晰,ME-NBI 下可见大小不一的 MCE,提示腺小凹结构的高度不规则,微血管有扭曲扩张,且单根血管直径有明显粗细变化,但尚在 IP 内走行,总体血管密度增加。结合 0-Ⅱa 型的肉眼类型以及萎缩肠化的背景,病变性质考虑为肠型腺瘤伴不同程度的异型增生,按照日本标准可诊断为高分化黏膜内癌。

选项1:腺瘤　　　　　　　　　　　　5.9%　2票

选项2:分化型腺癌　　　　　　　　　91.2%　31票

选项3:未分化型腺癌　　　　　　　　2.9%　1票

图 15-3
讨论者对病变组织学性质判断的投票结果

讨　论

· 染色后病灶边界不明显,NBI 下边界清晰,考虑是Ⅱa 型的癌。

兰州市第二人民医院·丁光荣

· 隆起病灶,萎缩背景,红褐癌,绿炎;放大下 MCE 结构异常扩大、融合,单根微血管粗细不均,MV 密度增加。

攀枝花中心医院·王小明

表 15-1　用于描述微血管形态改变的一些定义

扩张	dilation	基于异常微血管形态及表面腺管结构的四种分型	
管径陡然改变	abrupt caliber change	网状	FNP(fine-network pattern)
不均匀	heterogeneity	螺丝状	CSP(corkscrew pattern)
扭曲	tortuousness	叶片内线圈状1	ILL1(intra-lobular loop pattern-1)
密集	denseness	叶片内线圈状2	ILL2(intra-lobular loop pattern-2)
区域性	regionality		

李晓波 ABC 分型见表 15-2。

表 15-2　李晓波 ABC 分型

A 型：表面结构与微血管结构清晰规则（同质且均匀）。PS：“同质”是同种性质的物质或表现，均匀指分布排列均匀	C 型：无表面结构及稀疏血管（明显扭曲、孤立、异质的）或存在无血管区域
B 型：表面结构或微血管结构模糊不规则（出现异质的、多样性、不均匀）	

新疆伊宁县人民医院·李宏伟

最终活检病理结果是中度异型增生。

讨论者对病变处理方式的选择见图 15-4。

选项1:随访	8.3%	3票
选项2:ESD	86.1%	31票
选项3:手术治疗	5.6%	2票
选项4:APC烧灼或射频消融	0%	0票

图 15-4
讨论者对病变处理方式选择的投票结果

三、术后病理

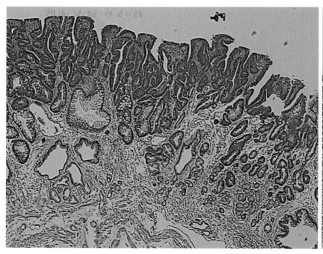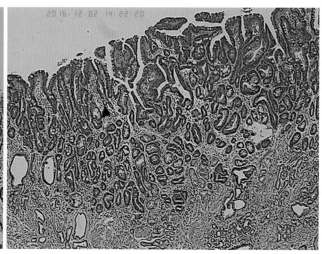

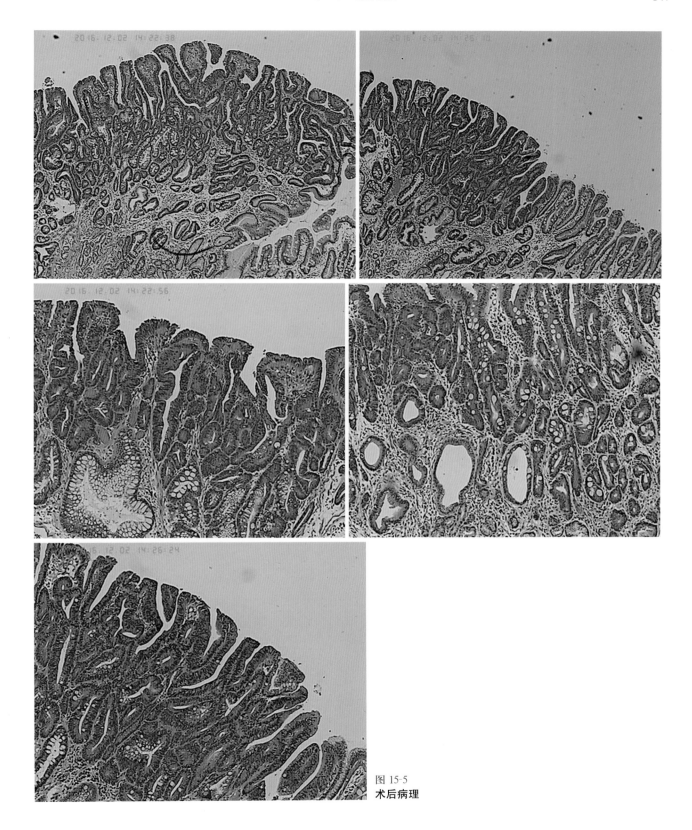

图 15-5
术后病理

病理诊断：慢性化生性萎缩性胃炎伴肠化，隆起区域胃黏膜固有层部分腺体重度异型增生。

点评

纪小龙 ·部分区域胃黏膜浅部(上半部)腺体高级别上皮内瘤变。

李晓波 ·ABC 分型中,A 型中部分就是腺瘤。此病变的放大图像,在一个扩大融合的腺管中显示了血管的扭曲变形,但不同于常见病变表现的是集中在一个扩大融合的腺管中。此外根据放大表现判断癌变与否,需要根据腺管异型的程度,若出现不清晰结构就需怀疑癌变可能。

病例 16　胃体 0-Ⅱa+Ⅱc 型病变

分享者·李晓波

引言：在早期胃癌 ESD 治疗中，由于术前内镜判断不可能做到完全准确，因此术后病理评估极其重要，但术后因水平和（或）垂直切缘阳性、SM 深浸润等因素导致非治愈性切除，那么该如何选择二次治疗方案，究竟是随访、二次 ESD 还是外科手术？

病史简介

71 岁男性，上腹胀痛不适数月，既往吸烟 50 多年，每日 30 支，饮酒 50 多年，每日白酒约 150 g；查 ^{13}C 呼气试验阴性。

一、胃窦体交界病变白光观察

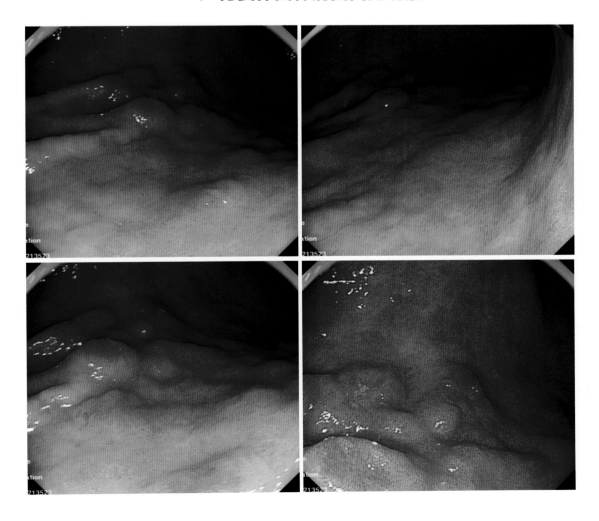

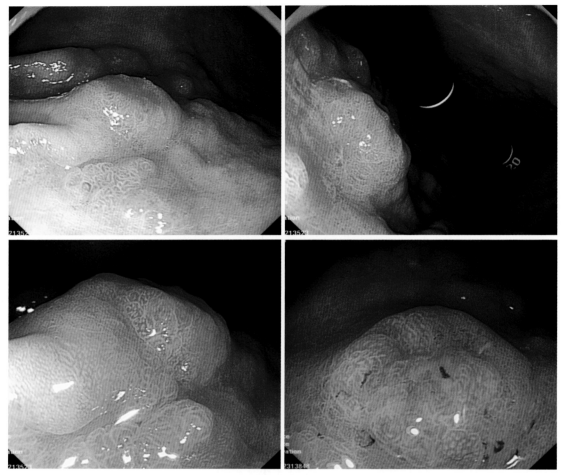

图 16-1　胃窦体交界病变白光

整体背景黏膜有花斑状发白及弥漫灰白色表现,提示萎缩肠化背景,在胃窦体交界大弯及后壁可见 0-Ⅱc+Ⅱa 病变,大小约有 5 cm×3 cm,白光胃镜下发红明显,口侧边界基本清晰,口侧近大弯有结节样隆起。故白光胃镜下判断分化型癌且黏膜下浸润可能性大,但黏膜下浸润深度需进一步染色等手段辅助判断。

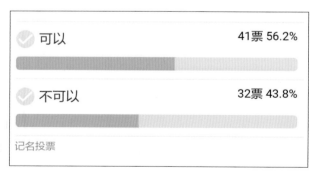

图 16-2　病例讨论者对病变是否合适 ESD 选择的投票结果

二、 胃窦体交界病变靛胭脂染色观察

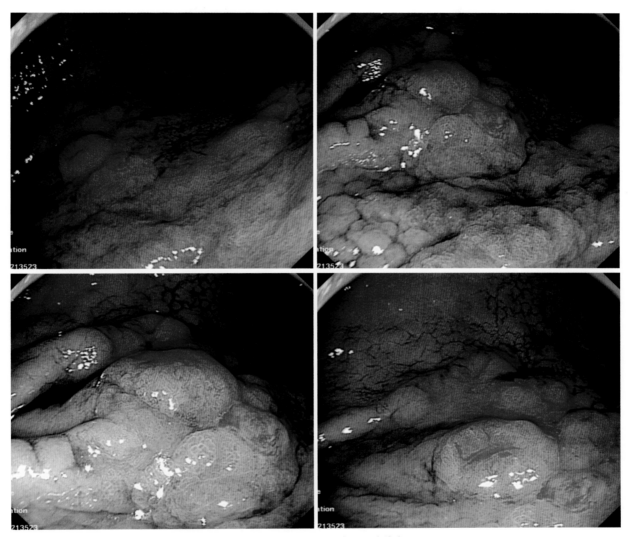

图 16-3　胃窦体交界病变靛胭脂染色

靛胭脂染色后边界清晰呈现,重点观察口侧近大弯处结节隆起表现,无典型台状隆起(non-extension sign),僵硬程度尚可,考虑黏膜下浅层浸润可能性大。

三、 胃窦体交界病变 ME-NBI 观察

讨 论

·边界明确且连续，为蟹足样表现，病变区域内有结节隆起，有粘连的感觉，深度考虑黏膜下。

四川省雅安市人民医院·邵泽勇

·有边界，IMSP 及 IMVP 均存在，染色后边界反而不清楚，深度考虑黏膜下。

西宁市第一人民医院·刘 慧

·边界存在但不连续，因此考虑多灶性，性质考虑混合型。

兰州大学第二医院·王鹏飞

ME-NBI 下大部分区域 MCE 弱化、不鲜明，局部微细结构呈现大小不一、方向各异、排列不规则的乳头状表现，部分区域可见 MCE 扩大、融合表现；病变区域微血管结构呈现不规则网格样；综合分析，考虑分化型癌，且以高分化为主，部分有中分化表现（图 16-4）。

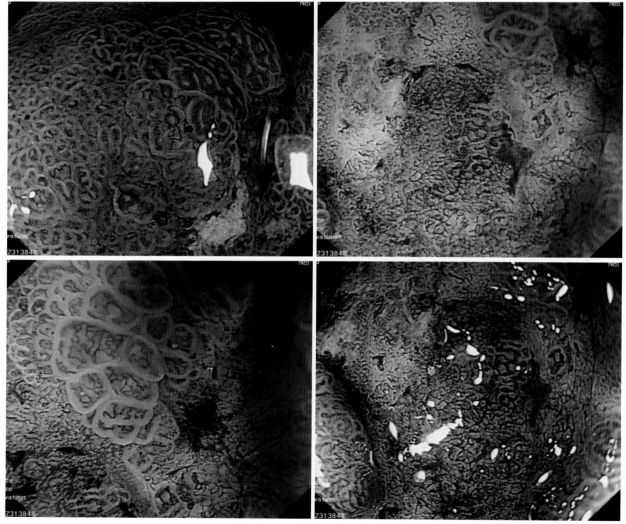

图 16-4　胃窦体交界病变 ME-NBI

　　术前活检病理结果为高级别上皮内瘤变,与内镜下判断基本一致,此外虽判断大小超过 3 cm、怀疑有黏膜下浸润,但究竟有无深浸润需术后病理评估,结合患者年龄等因素,与患方充分沟通,最后选择 ESD 治疗方案。

四、 胃窦体交界病变 ESD 过程

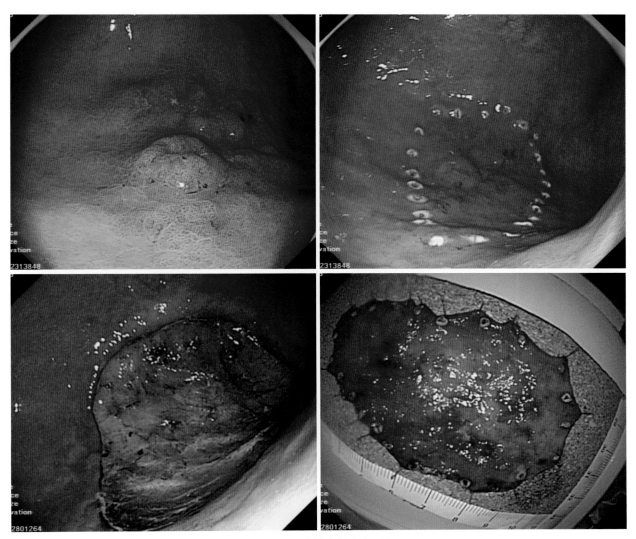

图 16-5　胃窦体交界病变 ESD

五、 术后病理

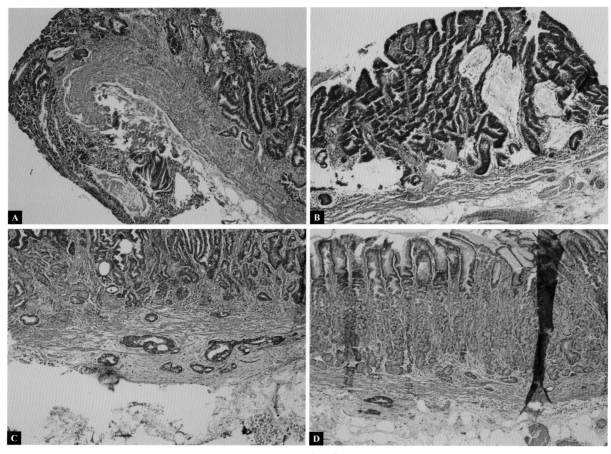

图 16-6　术后病理

六、术后病理结果

上海交通大学医学院附属仁济医院
上海市消化疾病研究所病理报告单

病理号:

| 姓名: | 性别: | 年龄: 岁 | 门诊号: | 送检单位: 东院 | 送检医师: 李晓波 | 收到日期: |
| 病区: | 床号: | 住院号: | 取材方法: [电子胃十二指肠镜检查, | 报告日期: |

活检部位: 胃窦体交界ESD切除组织1加12块;胃窦2块;胃体2块　　　　染色: HE, AB/PAS, HID/A

临床诊断: 胃窦体交界IIa+IIc病灶ESD治疗,　萎缩性胃炎(O2)。

病理诊断:

1. "胃窦体交界ESD切除组织"(2块, 大小分别为75mm×40mm和2mm×2mm, 共取材17块):光镜下显示取材深达粘膜下层。胃窦浅表扩散型胃癌, 范围约60mm×35mm, 管状腺癌, 癌组织侵及粘膜下层(距离粘膜肌层0.45mm), 部分癌组织沿粘膜下层生长(表面被覆上皮完好), 距离癌中心约5mm, 小脉管偶见癌栓(需来我室联系进一步加做免疫酶标检查证实), 部分水平切缘见癌组织/癌变粘膜残留(7张切片), 基底部干净(癌组织距离基底部约0.4mm)。癌旁胃粘膜轻一中度慢性炎症, 伴有中度萎缩和肠化(不完全型; 大、小肠混合型)。病理切片上未找到幽门螺杆菌。请临床随访!

2. "胃窦"(2块):胃粘膜轻一中度慢性炎症, 伴有中一重度萎缩和肠化(不完全型), 部分水平轻一中度异型增生。

3. "胃体"(2块):胃粘膜轻度慢性炎症, 伴有小凹上皮增生、轻一中度萎缩和肠化(不完全型)。

图 16-7　术后病理诊断

　　因病理结果中提示水平切缘阳性,故选择再次内镜检查明确侧缘残留情况以制订下一步治疗方案。

七、 复查内镜白光

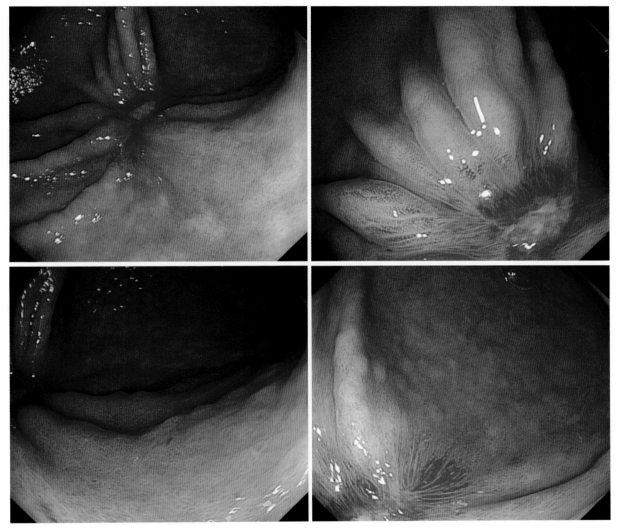

图 16-8　复查病变白光

白光胃镜下 ESD 创面呈现 H2 期溃疡表现，后侧壁片状黏膜有发红、粗糙颗粒状改变，呈 0-Ⅱa 型，边界呈星芒状，大小约 3 cm，考虑此处为残留病变，需重点观察此处。

八、 复查内镜靛胭脂染色及 ME-NBI

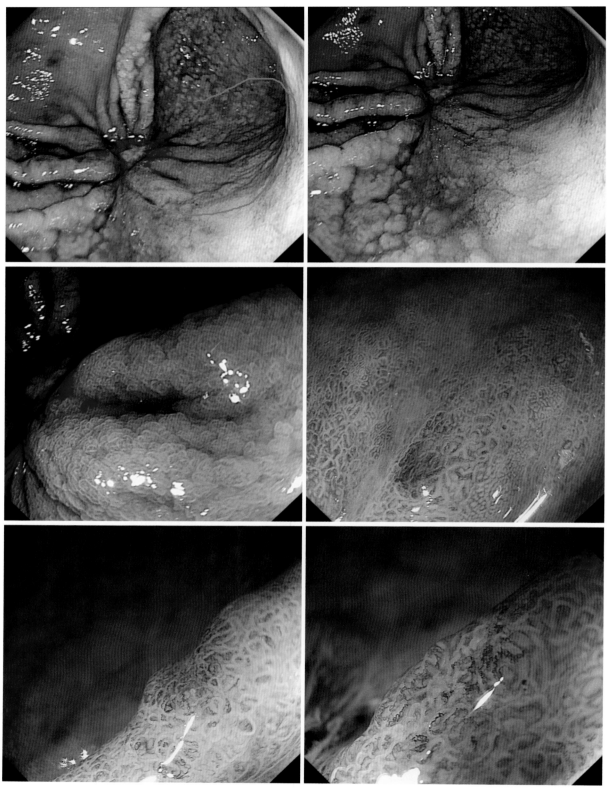

图 16-9 复查病变靛胭脂染色

靛胭脂染色后后壁处胃小区与周边明显不同,病变口侧、肛侧边界清晰,后壁边界因角度关系无法观察到,ME-NBI 下病变区域 MCE 大小不一、方向各异,有拉伸扩大表现,在 IP 内走行的微血管同样出现扩张、扭曲表现,局部 MCE 有扩大融合表现,符合分化型癌的内镜下表现,仍考虑有中分化成分,于瘢痕四壁各取一块组织行病理学检查。

九、活检病理

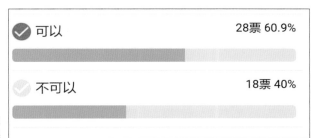

图 16-10　活检病理报告

图 16-11
根据上述资料,病例讨论者对再次治疗方案选择的投票结果

讨　论

·无凹陷、无隆起,提示深度浅,且分化型,完全可以追加 ESD。

攀枝花中心医院·王小明

二次内镜下判断,病变大小约 3 cm,0-Ⅱa 型,无溃疡,考虑黏膜内癌,高中分化,属于 ESD 绝对适应证,完全可以追加 ESD。可惜的是,最后患者选择了行外科手术治疗。

十、术后病理结果

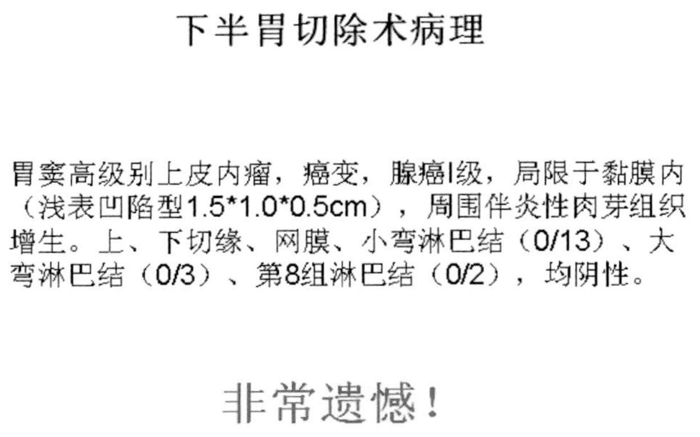

下半胃切除术病理

胃窦高级别上皮内瘤，癌变，腺癌I级，局限于黏膜内（浅表凹陷型1.5*1.0*0.5cm），周围伴炎性肉芽组织增生。上、下切缘、网膜、小弯淋巴结（0/13）、大弯淋巴结（0/3）、第8组淋巴结（0/2），均阴性。

非常遗憾！

图 16-12
外科术后病理报告

点 评

纪小龙　·依据图16-6表现，诊断高分化腺癌明确，图16-6D中几个癌腺管出现在黏膜下浅层，不会导致胃黏膜表层的形态异常；此外需理解，癌可跳跃式浸润和转移，这也是导致外科手术切缘干净却复发的原因。

李晓波　·ESD术后病理评估是ESD治疗的重要组成部分。对于术后病理评估属于超适应证，进一步评估淋巴结转移风险，目前已有"eCura system"提供参考，其纳入五个危险因子，包括淋巴管侵袭、静脉侵袭、SM浸润深度超过500μm、病变大小超过3cm、垂直切缘阳性。在评分系统中，以上五点中仅淋巴管侵袭占3分，其余均为1分。术后评分0～1者，属于低风险，转移风险约2.5%；2～4分者属于中风险，转移风险约6.7%；5～7分者属于高风险，转移风险约22.7%。因此对于低风险组建议随访，中高风险组建议追加手术治疗。注意，水平切缘阳性并不在上述评价体系内，由此也推断出水平切缘阳性与否对于转移风险的影响较小。此外，对于水平切缘阳性所导致的非治愈性切除，经再次内镜评估后，可考虑随访或二次ESD治疗，一般无需追加手术治疗。本例的缺憾是没有第一次ESD术后病理详细的病理复原图。

参 考 文 献

Hatta W, Gotoda T, Oyama T, et al. A scoring system to stratify curability after endoscopic submucosal dissection for early gastric cancer: "eCura system"[J]. Am J Gastroenterol, 2017, 112: 874-881.

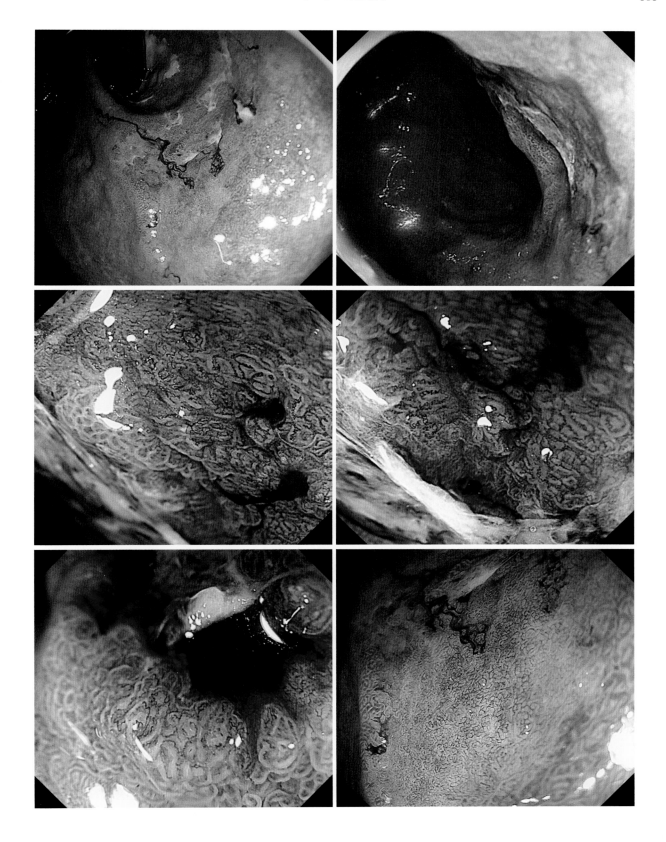

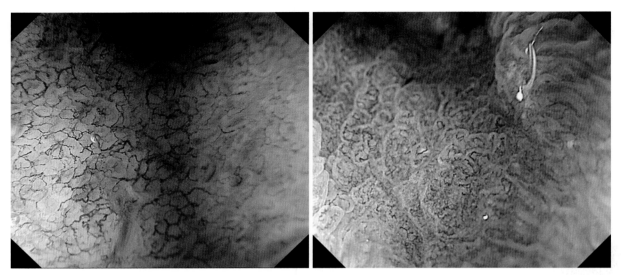

图 17-3　贲门病灶 NBI 和 ME-NBI

NBI 下有明确边界线，放大下 MCE 大小不等、形态不一、排列不规则，局部 MCE 不鲜明化，MV 增粗、扭曲、形态不一，呈现不规则网格样，且 DL 附近可见 IMEI 现象，考虑高分化型癌可能性大。

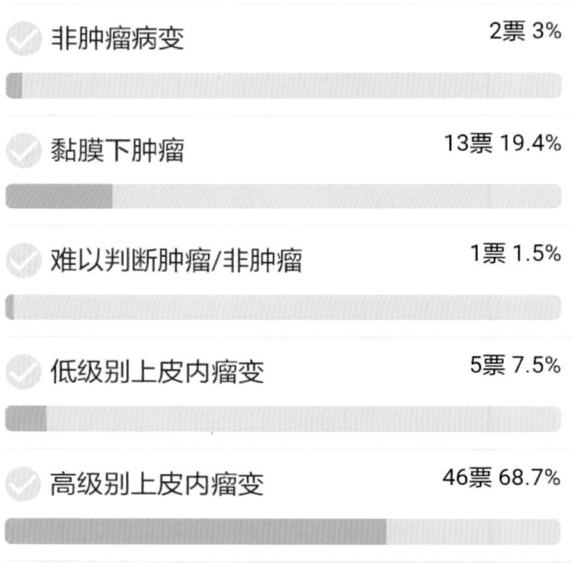

✓ 非肿瘤病变　　　　　　　　　　　　　　　2票 3%

✓ 黏膜下肿瘤　　　　　　　　　　　　　　13票 19.4%

✓ 难以判断肿瘤/非肿瘤　　　　　　　　　　1票 1.5%

✓ 低级别上皮内瘤变　　　　　　　　　　　5票 7.5%

✓ 高级别上皮内瘤变　　　　　　　　　　46票 68.7%

图 17-4
讨论者对贲门病变组织学类型判断的投票结果

讨　论

· 贲门部位病变深度判断中凹陷比隆起更容易误判，本例中凹陷病变无明显僵硬，考虑为高分化黏膜内癌，但不排除黏膜下浅层浸润可能。

陆军军医大学第二附属医院·于　劲

四、活检病理

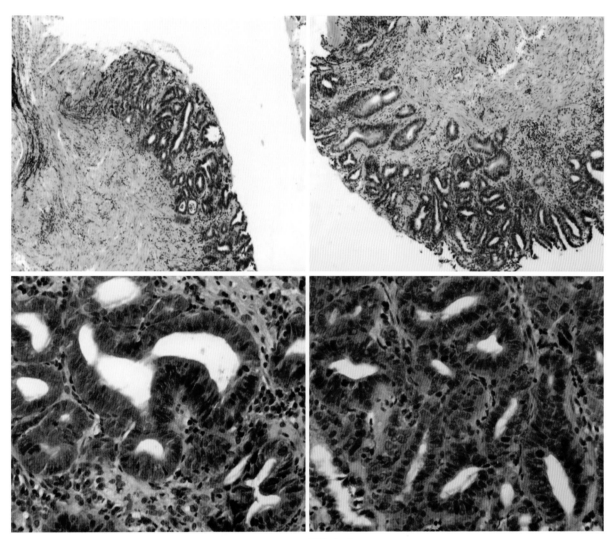

图 17-5 活检病理

纪小龙　　　・活检的病理诊断是高级别上皮内瘤变。

五、超声内镜

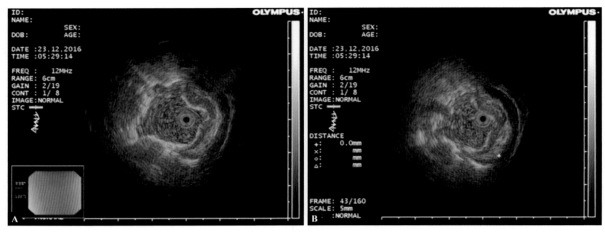

图 17-6　超声内镜

　　EUS 示病变处黏膜肌层增厚,黏膜下层及固有肌层完整。

　　内镜下判断为分化型早期胃癌,大小约 2 cm×1 cm,无溃疡,浸润深度考虑黏膜内,结合活检病理提示高级别上皮内瘤变,属于 ESD 治疗的绝对适应证,故选择 ESD 治疗。

六、ESD 治疗

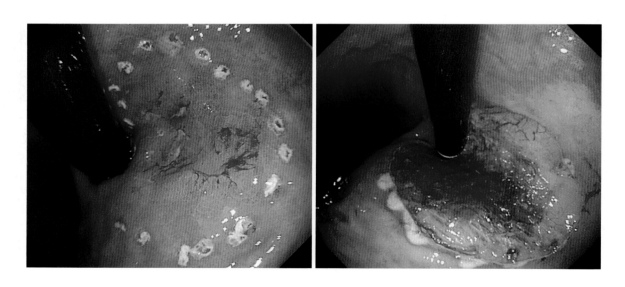

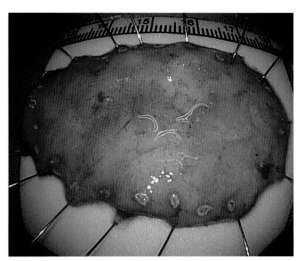

图 17-7
ESD 治疗

七、术后病理

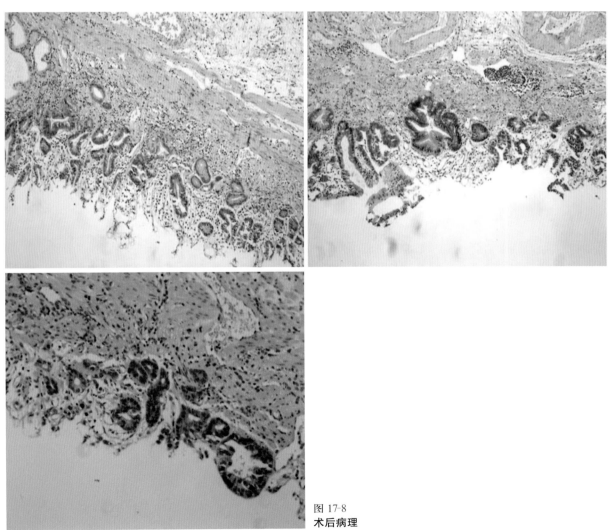

图 17-8
术后病理

点 评

纪小龙　　　·ESD 术后病理同样诊断为高级别上皮内瘤变。

李晓波　　　·漏诊多与操作者经验欠缺相关。由于操作过程中缺乏规范性，未能充分观察贲门部位以及未充分清洗黏液等所导致。因此应对内镜医师进行系统培训，指导规范化留图、充分清洗保证良好视野。此外 Hp 根除后或长期应用 PPI 者分化型癌表面会覆盖基本正常的胃炎样上皮，严重影响观察和判断，也容易导致漏诊的发生。文献表明，Hp 根除后胃炎样上皮下可交错排列正常腺管及癌腺管，导致表面无法观察到不规则表现。因此对于除菌后大于 45 岁的患者，内镜观察需要特别注意。对于除菌后胃癌的观察，更应关注色泽变化及腺管结构的改变而非微血管的变化，典型者可发现颗粒乳头状或梭形排列的腺管开口。

参 考 文 献

［1］ Kobayashi M，Hashimoto S，Nishikura K，et al. Magnifying narrow-band imaging of surface maturation in early differentiated-type gastric cancers after Helicobacter pylori eradication［J］. J Gastroenterol，2013，48：1332-1342.

［2］ Kobayashi M，Hashimoto S，Mizuno K，et al. Therapeutic or spontaneous Helicobacter pylori eradication can obscure magnifying narrow-band imaging of gastric tumors［J］. Endosc Int Open，2016，4：E665-E672.

［3］ Horiguchi N，Tahara T，Kawamura T，et al. A comparative study of white light endoscopy，chromoendoscopy and magnifying endoscopy with narrow band imaging in the diagnosis of early gastric cancer after *Helicobacter pylori* eradication［J］. J Gastrointestin Liver Dis，2017，26：357-362.

病例 18 误判为息肉的 0-Ⅱa 型病变

分享者·柏健鹰

引言：对于胃内发现的 0-Ⅱa 型病变，一般会考虑到胃底腺息肉、增生性息肉、早期胃癌、腺瘤、神经内分泌肿瘤等可能。在进一步放大染色等多种手段辅助检查过程中，背景黏膜判断对病变性质的正确诊断帮助有多大？

病史简介

患者女性，49 岁，2014 年行胃镜检查发现胃多发息肉，Hp 检查阳性，未除菌治疗，息肉未处理。2017 年复查胃镜。

一、食管、胃黏膜白光及染色观察

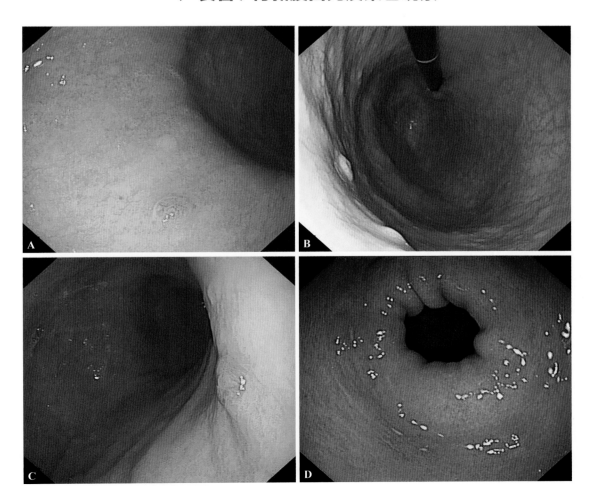

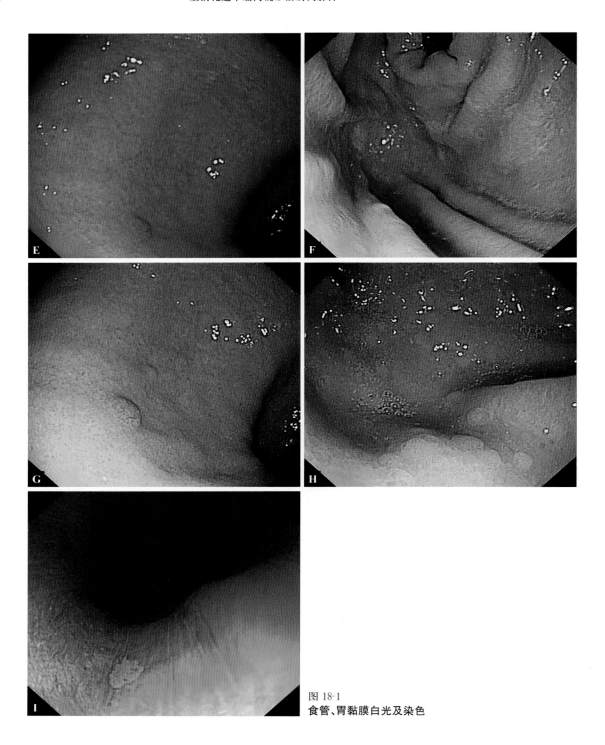

图 18-1
食管、胃黏膜白光及染色

讨 论

· 发红的息肉上面可见明显扩张的微血管，需要鉴别类癌。

西安航天总院·闵 磊

· 胃体后壁不排除类癌可能。

松桃苗族自治县人民医院·鲁朔焱

图 18-1A～C 为 2014 年图片，D～I 为 2017 年图片。白光胃镜下发现胃体黏膜粗糙、血管网透见、黏液白浊（图 18-1A、E、F、G），提示胃体为萎缩状态；胃窦未见明显萎缩（图 18-1D），故需怀疑自身免疫性胃炎可能。胃体大弯及后壁两处 0-Ⅱa 病变（图 18-1A、C），白光胃镜下发红（图 18-1A、C、E、G），后壁处似有黏膜纠集表现（图 18-1C），大弯处病变可见扩张扭曲、蛇形的微血管（图 18-1A、E、G），需怀疑神经内分泌肿瘤可能。胃底见多发白色扁平隆起（图 18-1H），考虑春间-川口病变可能。食管碘染色后发现一处约 0.1 cm 不染区，边界清晰但光滑，无明显隆起凹陷表现，染色无粉色征等改变（图 18-1I），考虑炎症可能大（图 18-1）。

门诊胃镜于食管处取活检，活检结果提示为高级别上皮内瘤变；故入院给予食管病变 EMR，胃内息肉样病变未引起重视，判断为增生性息肉，予活检后 APC 烧灼治疗。

二、 初次内镜下治疗

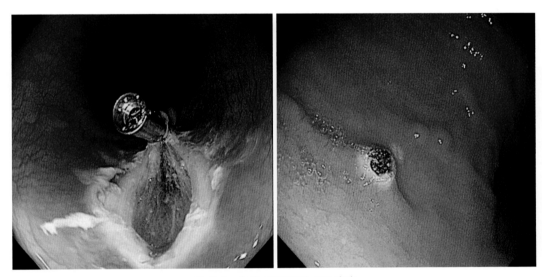

图 18-2　食管 EMR 及胃 APC 治疗

三、 胃病变活检病理

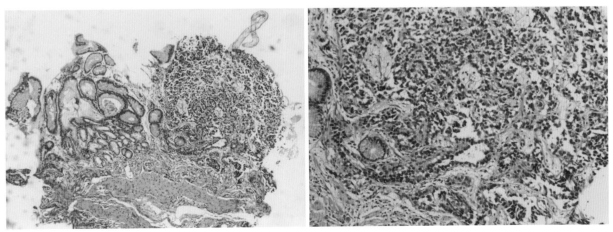

图 18-3　胃息肉样病变活检病理

讨 论

· 怀疑低分化腺癌。

南京高淳人民医院·高福平

初次病理诊断结果：低分化腺癌。

因初次病理提示为低分化腺癌，但对于病变部位及性质存疑，故收住院行放大内镜检查。

四、 胃黏膜白光、NBI、 ME-NBI 观察

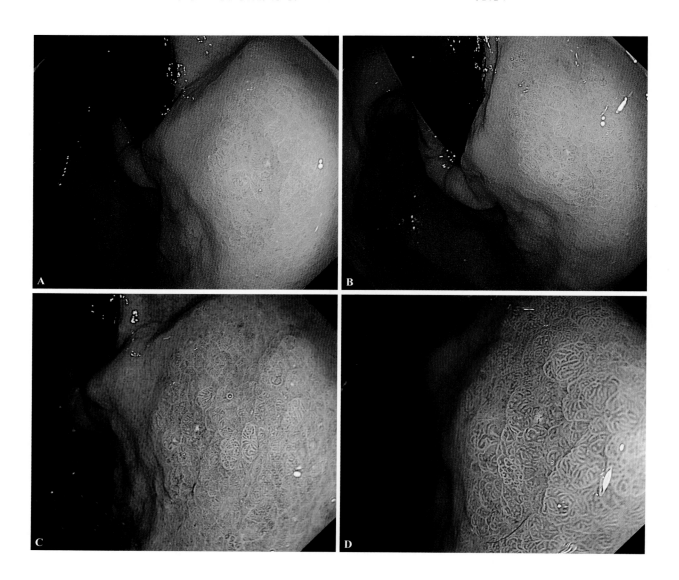

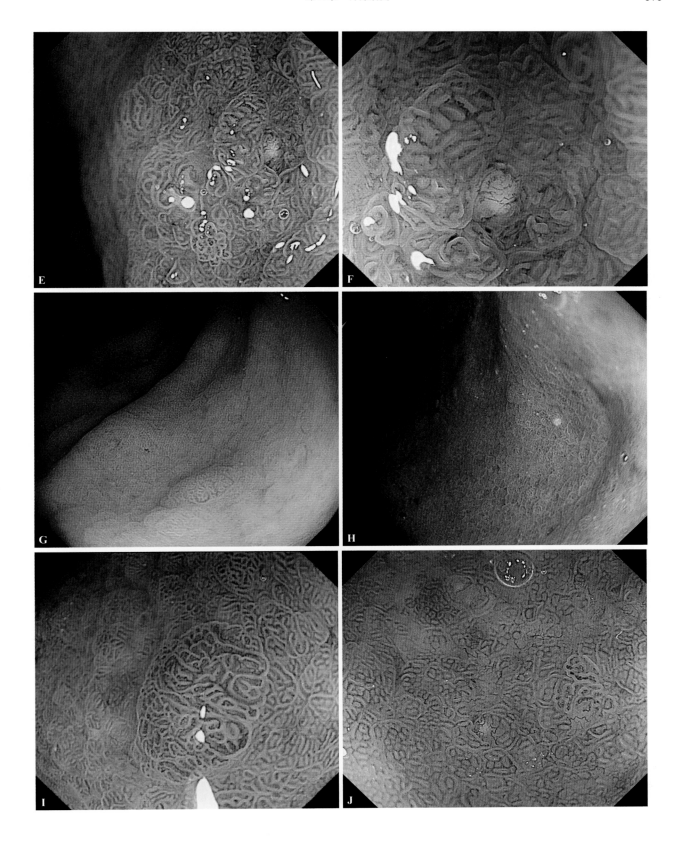

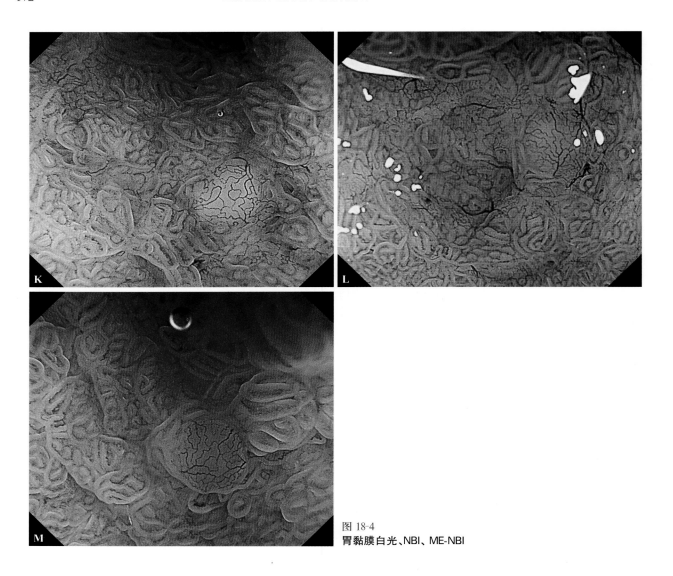

图 18-4
胃黏膜白光、NBI、ME-NBI

讨 论

· IMVP 不明显,IMSP 明确。

上海交通大学医学院附属仁济医院·李晓波

· 微细结构大小不一。

贵州医科大学·王丽娟

· IMSP 阳性。

重庆大坪医院·兰春慧

图 18-4A～F 为贲门前壁图:白光下贲门前壁黏膜整体肿胀粗糙明显,病变区域色泽稍发红及微黄,呈 0-Ⅱc 型形态,肛侧边界清晰呈弧形(图 18-4A、B),NBI 下呈茶色改变,与背景的青色形成对比(图 18-4C), ME-NBI 下 MCE 大小不一、方向各异、排列紊乱,IP 拉长、扩张,发现一处类似 WGA 结构,而微血管与 MCE

平行走行，无明显扩张、扭曲表现，异型性不明显（图 18-4D、E、F）；G～I 为胃体后壁图：白光胃镜下发现一处 0-Ⅱa 型息肉样病变，稍发红（图 18-4G），ME-NBI 下 MCE 拉伸、扩张，IP 增宽，内部可见扭曲、扩张的微血管（图 18-4I）；J～M 为胃内其他部位的 ME-NBI 图：也可以发现 MCE 扩张、大小不一（图 18-4J），其中几处类似 WGA 结构，表面为微血管蛇形拉伸，MCE 局部融合、不鲜明化（图 18-4K、L、M）。

由此，整体胃黏膜粗糙肿胀，发现多处病变，放大下均表现为表面微结构扩张拉伸，结合 A 型萎缩性胃炎的背景，需高度怀疑多发神经内分泌肿瘤或弥漫性未分化型癌的可能。

病例讨论者对病变性质的判断见图 18-5。

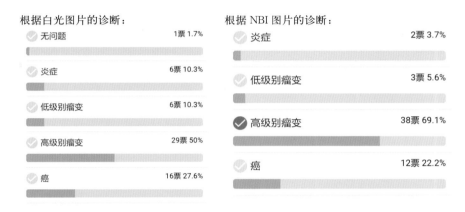

根据白光图片的诊断：

✅ 无问题	1票 1.7%
✅ 炎症	6票 10.3%
✅ 低级别瘤变	6票 10.3%
✅ 高级别瘤变	29票 50%
✅ 癌	16票 27.6%

根据 NBI 图片的诊断：

✅ 炎症	2票 3.7%
✅ 低级别瘤变	3票 5.6%
✅ 高级别瘤变	38票 69.1%
✅ 癌	12票 22.2%

图 18-5　讨论者对病变性质判断的选择结果

由于病理诊断为未分化型癌，且表现为弥漫性分布，所以不属于 ESD 治疗适应证，但与家属沟通后，要求行诊断性 ESD 获得更多的病理信息。

五、贲门前壁 ESD 术后病理

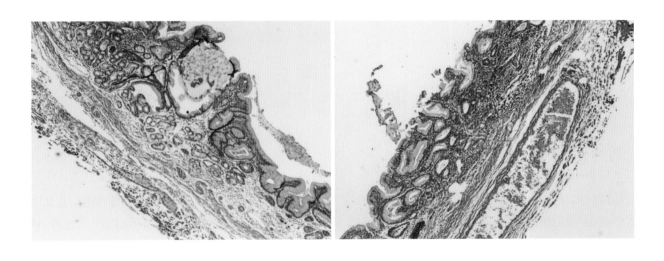

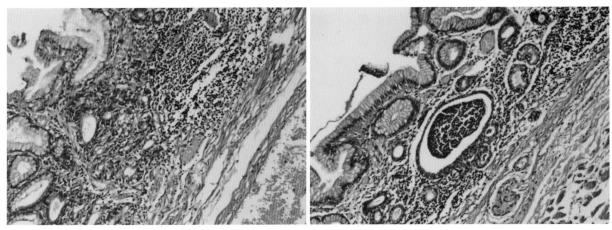

图 18-6　贲门前壁 ESD 术后病理

ESD 病理初次诊断为中低分化癌，局限于黏膜内。但最后经病理会诊，最终活检及术后病理正确诊断为神经内分泌肿瘤。

李晓波　　·本例中胃窦部位的幽门腺黏膜无明显萎缩，胃体大弯侧黏膜皱襞消失，广泛可见菲薄的上皮下血管，提示胃底腺区域内黏膜高度萎缩，因此诊断为自身免疫性胃炎。自身免疫性胃炎又称为 A 型胃炎，属于低泌酸型胃炎，易继发多发性神经内分泌肿瘤或未分化癌。本例中胃体多发息肉样隆起，对于性质的判断需结合背景，若背景为无萎缩及活动性炎症，应首先考虑胃底腺息肉；若为 Hp 现症感染则首选增生性息肉；而本例经 NBI 及放大可见广泛黏膜粗糙、多发散在的 MCE 不规则及 IP 增宽等表现，应怀疑黏膜上皮层固有腺体区域内有多处异形细胞呈横向生长，需怀疑神经内分泌肿瘤细胞或低分化癌细胞等增殖所致，对于这种病变的观察，应将注意力集中于观察表面腺管结构的变化，而非微血管，最终经病理证实为神经内分泌肿瘤。

ESD 病理诊断为神经内分泌肿瘤，局限于黏膜内，但考虑到患者全胃均呈现类似表现，考虑病变数多于 5 个，最终建议患者行全胃切除治疗。

延伸阅读

胃神经内分泌肿瘤的内镜下特点

胃神经内分泌肿瘤分为三个亚型，其中 I 型和 II 型均与胃底腺区域黏膜深部的内分泌细胞，尤其是肠嗜铬样细胞在持续的高胃泌素血症刺激下过度增殖有关，大多数是 G1 型肿瘤，转移风险低，预后良好，因此 NCCN 指南建议：对于小于 2 cm 且排除固有肌层浸润及远处转移的 I 和 II 型胃神经内分泌肿瘤，采取内镜下切除或随访的策略。所以有必要熟悉内镜下胃神经内分泌肿瘤特点。

1. 白光内镜下特点

绝大多数为隆起型，多表现为半球形黏膜下肿瘤样，亦可表现为 IIa 型或 I s 型息肉样隆起，色调发红，但隆起的起始部多和周边黏膜色泽一致,表面形状也基本相同,此外病变中央区域多有凹陷;近距离观察可见到存在显著扩张、分支的血管。

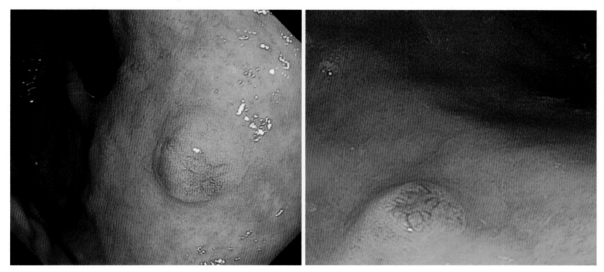

图 18-7　白光胃镜观察

2. NBI 放大内镜特点

与白光内镜类似,病变表面可见黑褐色或青色的粗大的扩张分支血管,没有粗细不等的表现;隆起起始部表面构造与周围黏膜类似,但是有狭缝状小凹延长、窝间部增大表现,中央凹陷部放大下特征表现为细小密集的螺旋状血管。

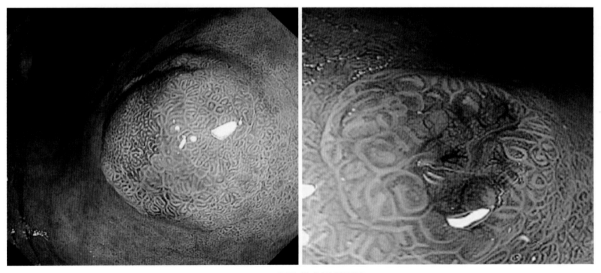

图 18-8　NBI 放大胃镜观察

参 考 文 献

［1］ Sato Y. Endoscopic diagnosis and management of type Ⅰ neuroendocrine tumors ［J］. World Journal of Gastrointestinal Endoscopy, 2015, 7(4): 346-353.

［2］ Sato Y, Hashimoto S, Mizuno K, et al. Management of gastric and duodenal neuroendocrine tumors ［J］. World Journal of Gastroenterology, 2016, 22(30): 6817-6828.

病例 19　　胃窦 0-Ⅱa 型病变（二）

分享者·陈卫刚

引言：对于胃内 0-Ⅱa 型病变，诊断上应考虑到胃腺瘤或分化癌的可能，那么发现后应采取何种策略进一步明确观察，判断是否合并上皮内瘤变或癌变的可能？

病史简介
女性，73 岁，间断上腹部不适半年，既往体健，入院行胃镜检查。

--------- **一、 胃窦病变白光及染色** ---------

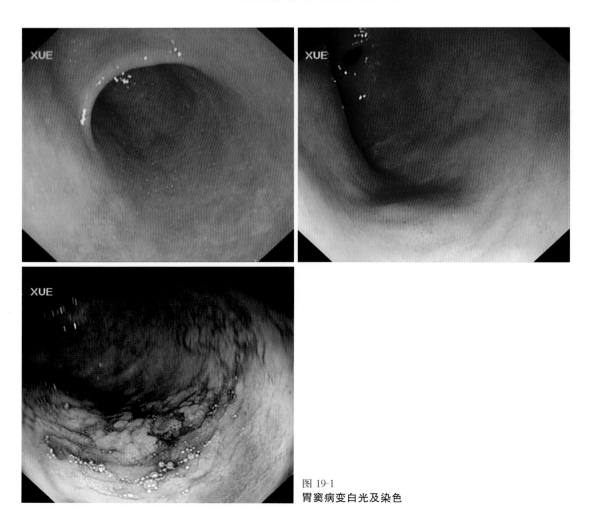

图 19-1
胃窦病变白光及染色

　　白光胃镜下整体胃窦黏膜变薄,色调呈现广泛灰白色,提示为萎缩、肠化背景;在胃窦大弯侧发现一处约 1 cm 0-Ⅱa 型黏膜病变,发红色调,边界隐约可见,靛胭脂染色后边界清晰呈现,边界不规则,内部胃小区明显扩大化;综合判断,怀疑腺瘤或分化型腺癌可能(图 19-1)。

二、胃窦病变 NBI 和 ME-NBI

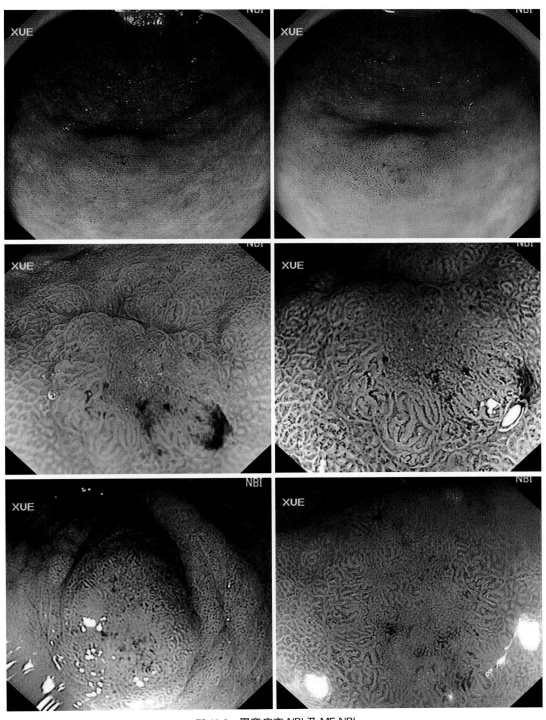

图 19-2　**胃窦病变 NBI 及 ME-NBI**

NBI 下在呈青色调的肠化背景下出现茶色改变，边界清晰可辨，ME-NBI 下出现细密、不鲜明的 MCE 且轻度不规则，边缘 MCE 明显有拉伸、延长表现，中央部分区域可见 WOS，病变区域微血管有扭曲、扩张，呈现不规则网状表现。结合上述表现，诊断考虑高分化腺癌可能。

三、超声内镜

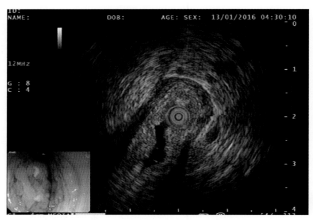

图 19-3
胃窦病变超声内镜

超声内镜下显示病变区域黏膜层增厚，黏膜肌层完整，提示病变位于黏膜内。

讨 论

· 病变边界清晰，IMVP 和 IMSP 均存在，提示为分化好的癌。

雅安市人民医院·邵泽勇

· 肠化背景，发红色调，Ⅱa 形态，不规则 WOS 存在，清晰边界，高分化腺癌考虑。

宁波市医疗中心李惠利东部医院·徐勤伟

· 微腺管结构大小均一，考虑高分化癌。

石河子大学医学院第一附属医院·田书信

四、活检病理观察

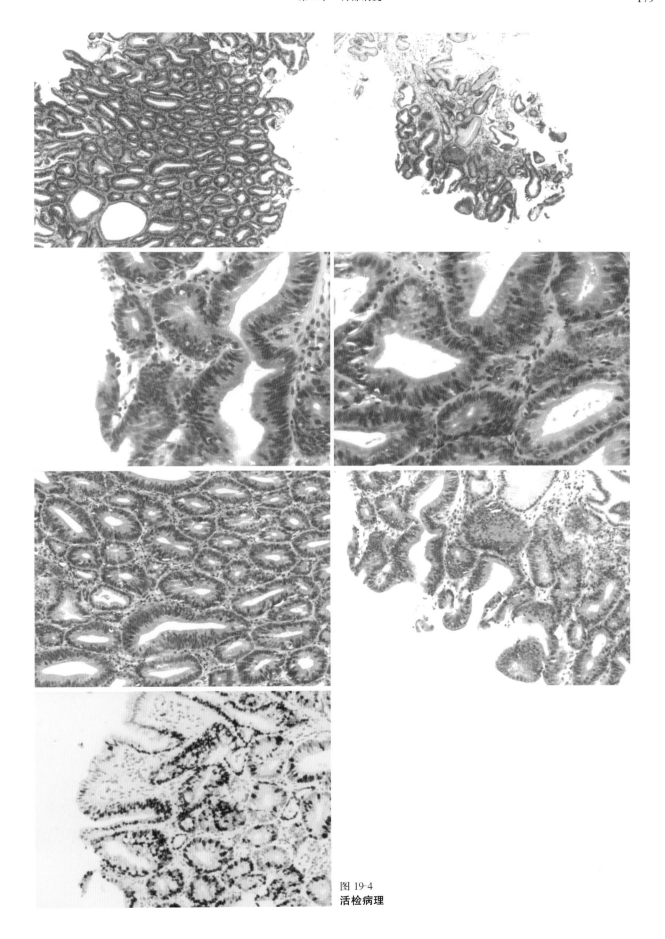

图 19-4
活检病理

　　活检诊断报告：胃窦2块，一块为低级别上皮内瘤变，一块为中度慢性萎缩性胃炎急性活动，局灶高级别上皮内瘤变。

　　因此综合上述发现，考虑为1 cm左右、分化型、黏膜内癌、溃疡阴性，属于内镜切除绝对适应证，故采取内镜下切除方式进行治疗。

五、 内镜下标记

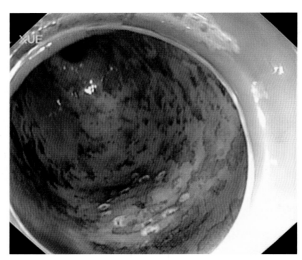

图 19-5
内镜下标记

六、 术后病理

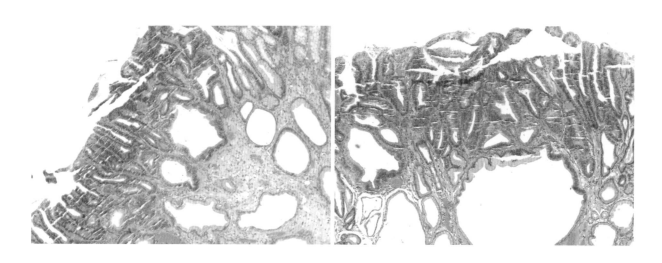

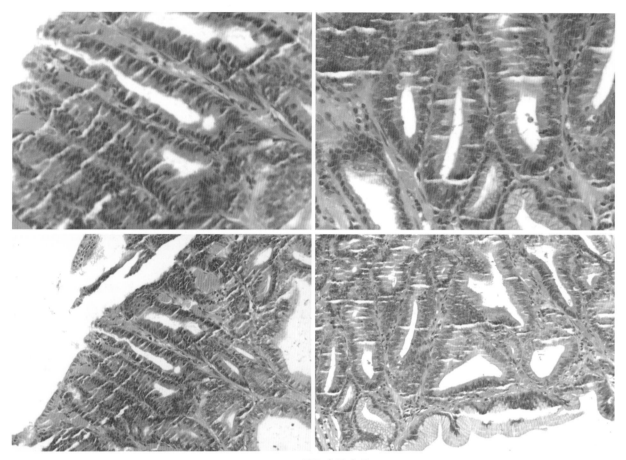

图 19-6　ESD 术后病理

　　ESD 术后病理：慢性萎缩性胃炎伴部分黏膜上皮及腺体肠化，部分腺体低级别瘤变，局灶高级别上皮内瘤变，底部切缘未见瘤变组织。免疫组化：EMA（＋），P53（＋），VILLIN（＋），KI-67：80%。

点评

纪小龙　　·本例活检及术后病理诊断一致。按日本标准：高分化腺癌；美国标准：腺瘤；国内病理：腺瘤，部分腺管高级别上皮内瘤变。ESD 术后病理图显示癌局限于黏膜浅层，本例中免疫组化无鉴别意义。

李晓波　　·本例是典型的胃扁平腺瘤，白光胃镜下边界的判定有困难，此时必须借助放大内镜联合 NBI，若观察到典型的 WOS，则对于结构观察的帮助极大。此外，胃腺瘤是一种癌前疾病，其根据黏液表型可分为胃型及肠型两大类，其中肠型腺瘤发生癌变的风险较大，有研究表明：年龄≥65 岁、病灶直径≥2 cm 以及 Hp 感染是肠型胃腺瘤癌变的危险因素，且根除 Hp 并不能降低腺瘤的发生率。

延伸阅读

胃黏膜萎缩或肠化是 Hp 除菌后胃癌发生的预测指标

Hp 感染可引起胃黏膜出现萎缩、肠化。这种改变通常首先发生于胃窦，并逐渐向胃角、胃体蔓延，最终导致胃癌的发病率增高。目前众多研究表明，根除 Hp 感染可降低胃癌的发病率。然而，部分患者在 Hp 根除后仍然发生胃癌。

哪些患者在根除 Hp 感染后仍然存在比较高的胃癌风险，需要进行胃镜的密切随访，这是摆在内镜医生面前的实际临床问题。

近年来，日本学者 Shichijo S 等人进行了一项回顾性队列研究，研究对象在研究开始时均进行胃镜检查排除胃癌或胃切除术后改变，并根除 Hp 感染，平均随访时间为 6.2±4.8 年。他们主要考察了存在组织学证实的肠化或胃镜下辨认的萎缩性胃炎（木村-竹本分类）患者在根除 Hp 感染后，其胃癌发病率的情况。在研究期间，Hp 根除后胃癌的发病率为 3.7%（21/573）。1 年、5 年和 10 年的累积发病率分别为 0.4%、3.2% 和 5.2%。

该研究发现，如果患者存在胃镜下辨认的重度萎缩性胃炎或者组织学证实的肠化，他们在根除 Hp 感染后发生胃癌的风险仍然比较高（图 19-7、图 19-8）。

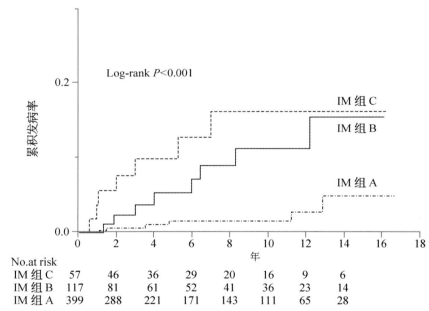

图 19-7　根据患者不同肠化情况进行分组的胃癌累积发生率 Kaplan-Meier 分析。本研究根据组织学结果将患者分为无肠化（IM 组 A）、胃窦肠化（IM 组 B）和胃体肠化（IM 组 C）3 组，它们的胃癌累积发病率在根除 Hp 感染后 1 年时分别为 0.3%、0 和 5.6%，5 年时分别为 1.5%、3.7% 和 9.8%，10 年时分别为 1.5%、11%、16%

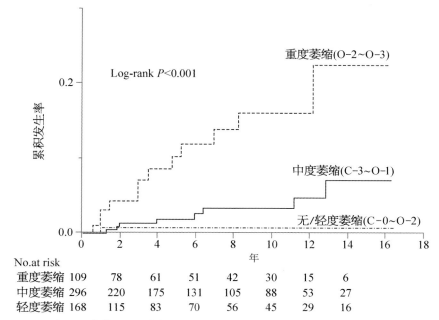

图 19-8　根据患者萎缩性胃炎范围不同进行分组的胃癌累积发生率 Kaplan-Meier 分析。本研究在胃镜下根据木村-竹本分类,将患者分为无/轻度萎缩(无萎缩、C-1、C-2)、中度萎缩(C-3、O-1)、重度萎缩(O-2、O-3)3 组,它们的胃癌累积发病率在根除 Hp 感染后 1 年时分别为 0.7%、0 和 2%,5 年时分别为 0.7%、1.9%和 10%,10 年时分别为 0.7%、3.4%、16%

参 考 文 献

[1] Shichijo S, Hirata Y, Niikura R, et al. Histologic intestinal metaplasia and endoscopic atrophy are predictors of gastric cancer development after Helicobacter pylori eradication [J]. Gastrointestinal Endoscopy, 2016, 84(4): 618-624.

[2] Take S, Mizuno M, Ishiki K, et al. The long-term risk of gastric cancer after the successful eradication of Helicobacter pylori [J]. Journal of Gastroenterology, 2011, 46(3): 318-324.

[3] Matsubara A. Frequent GNAS and KRAS mutations in pyloric gland adenoma of the stomach and duodenum [J]. J Pathol, 2013, 4(4): 579-587.

[4] Goddard A F, Badreldin R, Pritchard D M, et al. The management of gastric polyps [J]. Gut, 2010, 9(9): 1270-1276.

[5] Pezhouh M K, Park J Y. Gastric pyloric gland adenoma [J]. Arch Pathol Lab Med, 2015, 139(6).

[6] 滕腊梅, 章庆伟, 张昕恬, 等. 肠型胃腺瘤癌变的危险因素分析 [J]. 中华消化内镜杂志, 2018, (2): 110-114.

[7] Choi I J, Kook M C, Kim Y I, et al. Helicobacter pylori therapy for the prevention of metachronous gastric cancer [J]. New England Journal of Medicine, 2018, 378: 1085-1095.

病例 20　　胃体病变：0-Ⅱc型还是0-Ⅱa+Ⅱc型

分享者·姬瑞

引言：在早期胃癌肉眼分类中，0-Ⅱc型是最多见的，但在临床中，对于一处病变，如何评判是单纯的0-Ⅱc型，还是0-Ⅱa+Ⅱc型或0-Ⅱc+Ⅱa型常常会有分歧，而形态的判断有助于深度的判断，进而影响治疗方式的选择。那么应该如何正确评判病变的肉眼分型？

病史简介
男性，62岁，因上腹部不适行胃镜检查。

-------------------------------- **一、胃黏膜白光观察** --------------------------------

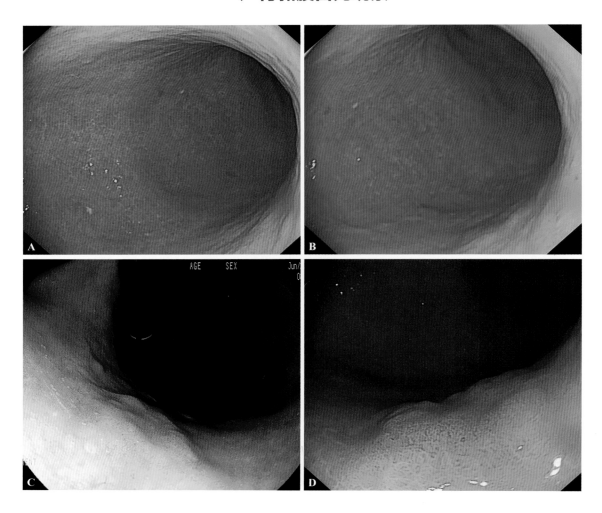

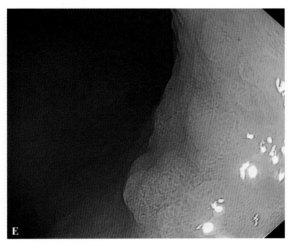

图 20-1
胃黏膜白光观察

　　胃体大弯黏膜有弥漫性发红,而小弯侧、前后壁黏膜粗糙,色泽稍白(图 20-1A、B),考虑为 Hp 现症感染的开放型萎缩背景;适当吸气后于体后壁发现一处黏膜粗糙、轻度凹陷(图 20-1B),倒镜观察显示为大小约1.5 cm 的 0-Ⅱc 型病灶,色泽发红,周边有反应性增生形成的隆起(图 20-1C);再抵近观察,有明确边界线,内部黏膜粗糙颗粒感明显,色泽发红(图 20-1D、E)。白光胃镜下怀疑为分化型早期癌。

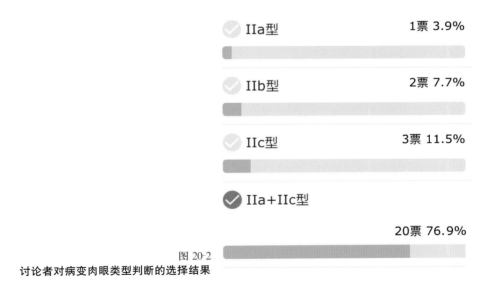

图 20-2
讨论者对病变肉眼类型判断的选择结果

二、 胃体后壁病灶 NBI 及 ME-NBI 观察

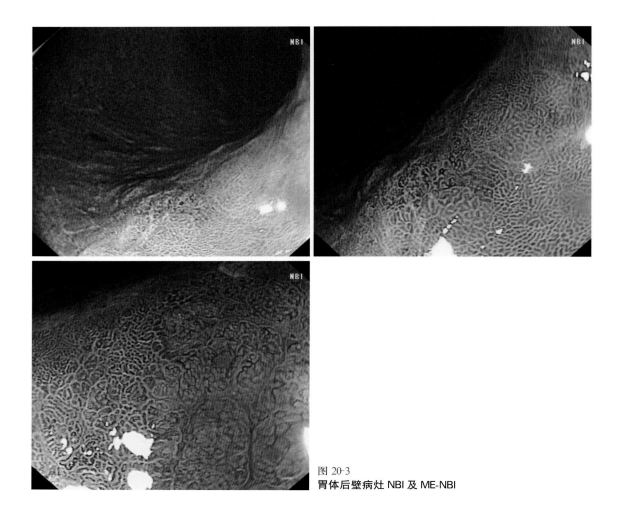

图 20-3
胃体后壁病灶 NBI 及 ME-NBI

NBI 下病变区域呈现茶色色调，边界清楚显现（图 20-3A、B），ME-NBI 下内部 MCE 不规则，部分区域弱化及融合，同时微血管增粗、扭曲、方向各异，局部为不规则网格状（图 20-3C），考虑为分化型癌，部分区域可能为中分化。

综合白光及 NBI、ME-NBI 特点，结合 0-Ⅱc 型表现，且凹陷面没有低于正常黏膜高度，周缘也没有黏膜的纠集等表现，整个病变柔软，所以考虑为分化型癌，深度黏膜内，大小约 1.5cm，没有溃疡及瘢痕表现，属于 ESD 的绝对适应证。

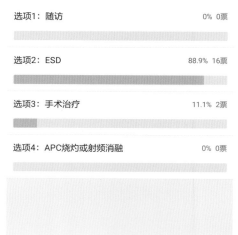

图 20-4
病例讨论者对治疗方案的选择结果

讨 论

· 白光胃镜及 NBI：DL（＋），仔细观察有异型微血管，病变内部有腺管融合的表现。

兰州市第二人民医院·温红旭

· 本病变通过内镜下白光、NBI、放大等多角度观察，诊断黏膜内分化癌基本明确，应选择 ESD 治疗。

贵州医科大学附属医院·许良璧

三、ESD 治疗

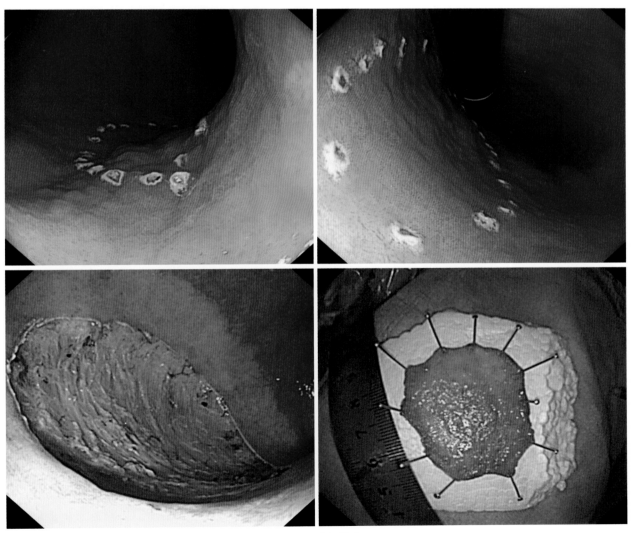

图 20-5 ESD 治疗

四、术后病理

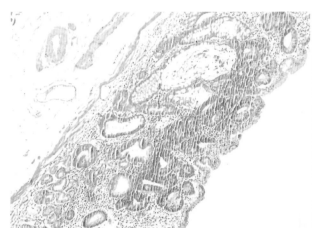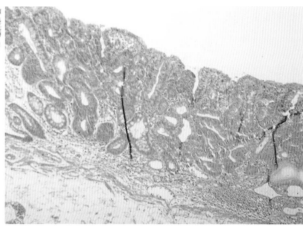

图 20-6 术后病理

讨 论

·萎缩肠化背景,考虑高级别上皮内瘤变,局部似呈筛网状,怀疑有出芽的表现。

雅安市人民医院·邵泽勇

病理描述:黏膜固有腺体减少 1/2~2/3,部分腺上皮中度不典型增生伴中-重度肠化,局部腺上皮中-重度不典型增生,固有膜充血、水肿,慢性炎细胞浸润,淋巴滤泡形成。免疫组化结果:腺上皮 CKL(+),p53(<5%),KI67(50%)。

病理诊断:(胃体后壁)慢性中度萎缩性炎伴腺上皮高级别上皮内瘤变及中-重度肠化。

 点评

李晓波　·病灶肉眼形态观察并分类虽然有巴黎分型系统指导,但临床中观察判断还是存在较多主观性。在肉眼分型判断中,边界的判定至关重要,0-Ⅱa+Ⅱc 型癌的边界处大部呈现轻微隆起,而病变内部出现了低于边界的情况。部分 0-Ⅱc 型病变,因为周边黏膜也有轻微隆起的表现,容易被误判为 0-Ⅱa+Ⅱc 型,但它轻微隆起的成因是肿瘤组织推挤式生长引起的周边正常黏膜间质水肿,仔细观察后可发现其边界在隆起的内侧;而 0-Ⅱa+Ⅱc 型病变癌组织本身轻微隆起,边界在隆起外侧。例如本例病变,边界在隆起内侧,所以应判定为 0-Ⅱc 型而非 0-Ⅱa+Ⅱc 型。

延伸阅读

巴黎分型简介

巴黎分型是食管、胃和结肠浅表型肿瘤形态学分型的经典分型方法。当消化道的肿瘤性病变在内镜下表现为非浸润性病变（异型增生/腺瘤）时，称为浅表型肿瘤。如果是浸润性病变，浅表型肿瘤则对应于TNM 分期的 T1 期，病变局限于黏膜和黏膜下层，无论是否合并淋巴结转移。

根据病变的隆起或凹陷程度，早期胃癌分为隆起型（0-Ⅰ型）、平坦型（0-Ⅱ型）和凹陷型（0-Ⅲ型）。0-Ⅰ型胃癌又分为有蒂型（0-Ⅰp 型）和无蒂型（0-Ⅰs 型）。0-Ⅱ型胃癌分为轻微隆起型（0-Ⅱa 型）、完全平坦型（0-Ⅱb 型）和轻微凹陷型（0-Ⅱc 型），见图 20-7、图 20-8 所示。

在不同部位，巴黎分型的标准有所不同。0-Ⅰ型与 0-Ⅱ型的高度差界限，在鳞状上皮（食管）为 1.2 mm（活检钳张开后单个钳的厚度），在柱状上皮（Barrett 食管、胃、结肠）为 2.5 mm（活检钳闭合后的厚度）。0-Ⅱ型与 0-Ⅲ型的高度差界限，在鳞状上皮（食管）为 0.5 mm，在柱状上皮（Barrett 食管、胃、结肠）为 1.2 mm。

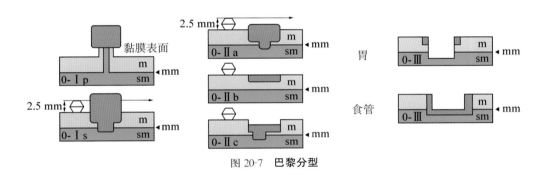

图 20-7　巴黎分型

根据病变形态的复杂情况，巴黎分型又提出混合分型，即 1 个病变同时包括 2 种形态分类。根据病变的主要形态和次要形态，采用不同的记录方法，比如 0-Ⅱa＋Ⅱc 型病变，是以隆起性病变为主，中心出现凹陷病变，而 0-Ⅱc＋Ⅱa 型病变，则是凹陷型病变为主，中心或边缘出现隆起病变。

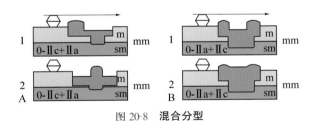

图 20-8　混合分型

病例 21   多发性同时性病变

分享者·杨丽虹

引言：胃镜检查过程中，如果发现一处可疑肿瘤性病变，接下去是继续全面观察整体背景，观察是否存在不同部位的多发病变，还是先仔细观察该处病变？

病史简介
64岁男性患者，因上腹间断饱胀不适半年来院行胃镜检查。

一、胃窦、胃角病变白光观察

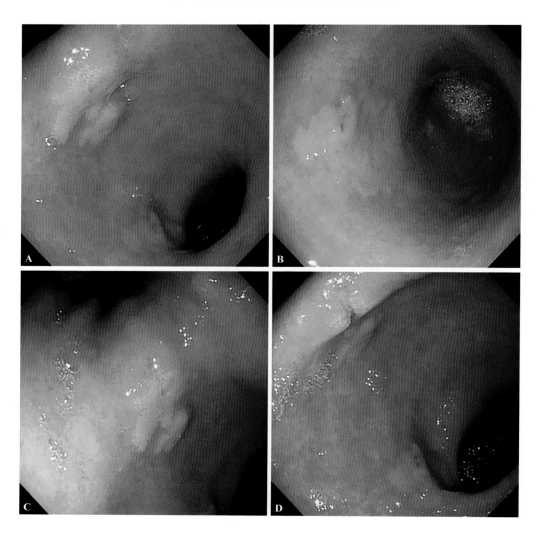

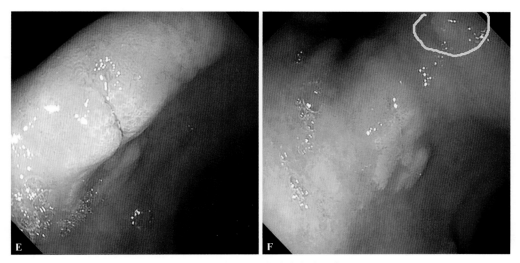

图 21-1　胃窦、胃角病变白光观察

　　白光胃镜下胃窦、胃角区域弥漫性灰白色，提示存在萎缩肠化背景，在胃窦前壁、胃角小弯见 2 处 0-Ⅱa 型病变，边界清晰，呈褪色调，胃角病变口侧有裂隙样凹陷。此外，C 图中发现胃角后壁同样存在一处褪色调病变，标注于 F 图；白光胃镜下观察，三处病变均质地柔软，无明显隆起、凹陷，无皱襞集中等表现，怀疑扁平腺瘤或分化型黏膜内癌可能。

二、胃窦、胃角病变 NBI 及 ME-NBI 观察

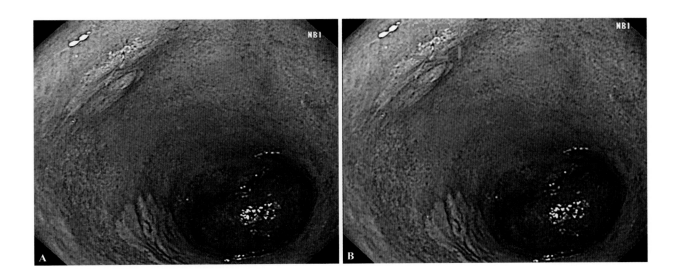

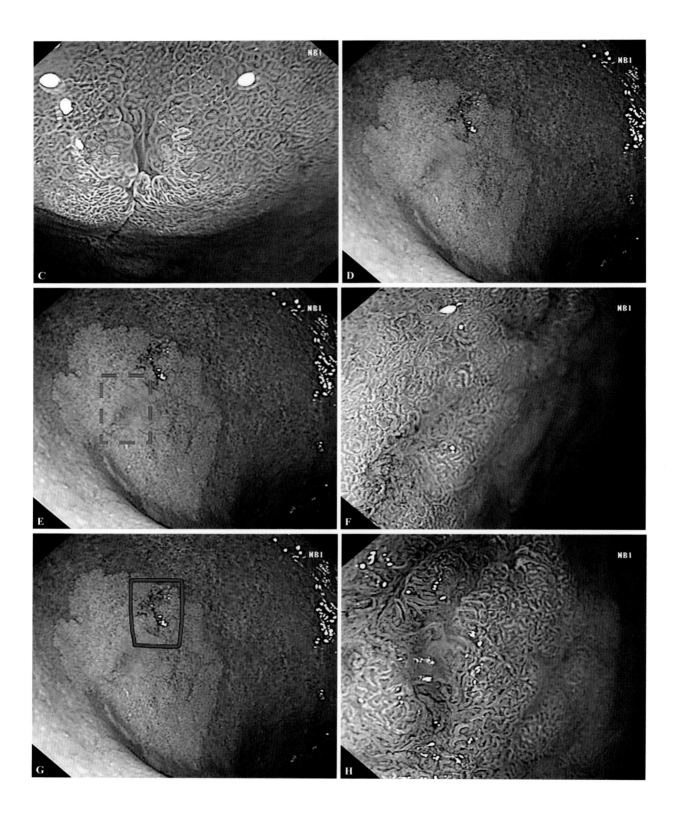

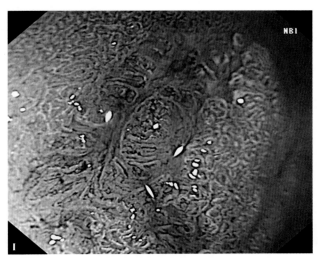

图 21-2
胃窦、胃角病变 NBI 及 ME-NBI

讨 论

· 腺瘤明确，凹陷区域 MCE 有断裂，IMVP 存在，提示癌变，高分化考虑。

德阳市第二人民医院·姚凤平

· 大部分为腺瘤，局灶不规则分布 WOS 和微血管，腺体缺失区有明确 DL。所以局灶癌变，高分化。

六盘水市人民医院·包崇举

· WOS 提示腺瘤或腺癌，规则迷路样、斑点状提示瘤，不规则、不均匀提示癌。

攀枝花市中心医院·王小明

　　NBI 下两处病变均呈褪色改变，边界清晰显示，胃角病变口侧放大观察，可见病变外侧典型 LBC，病灶内大部被 WOS 覆盖，WOS 轻度不规则提示微结构存在不规则，未覆盖 WOS 处可见扭曲拉长的微血管，也明确为不规则（图 21-2C）；胃窦前壁处病灶 NBI 下同样呈现褪色调，放大下大部分区域覆盖 WOS，WOS 分布极不规则，提示微细结构异形存在（图 21-2F），NBI 下近口侧一处褐色改变区域，放大下未见 WOS 覆盖，可见 MCE 扩张、方向各异，周边可见扭曲拉伸的微血管在 IP 内走行（图 21-2H、L）。

　　根据 NBI 及 ME-NBI 下发现，诊断考虑为扁平腺瘤伴高级别上皮内瘤变，局部为高分化腺癌。

　　整体评估，结合白光、NBI 及 ME-NBI，诊断考虑为多灶性扁平腺瘤伴高级别上皮内瘤变，局灶高分化腺癌，浸润深度在黏膜内，没有溃疡及溃疡瘢痕表现，属于 ESD 绝对适应证，因此与患方充分沟通后行 ESD 治疗。

三、 ESD 治疗

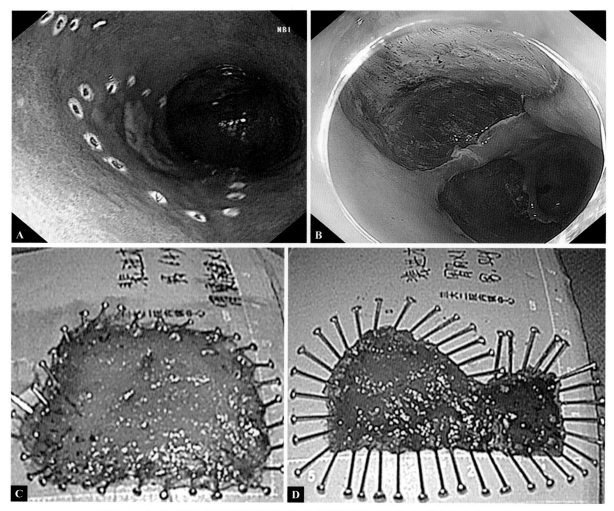

图 21-3　A、B. 胃窦、胃角病变 ESD 治疗；C. 胃窦前壁病变离体；D. 胃角小弯病变离体

四、ESD 术后病理

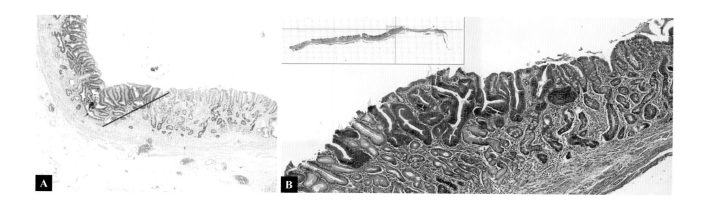

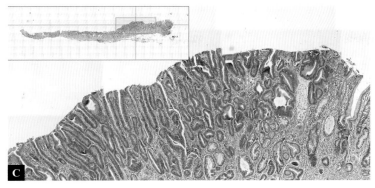

图 21-4 胃窦、胃角病变 ESD 术后病理。A. 胃窦大弯病灶；B. 胃角病灶；C. 胃角后壁病灶

纪小龙 · 图 21-5A、B 中蓝圈标识处腺体与周围有显著差异，按日本标准均诊断为高分化腺癌；欧美标准为中到重度异型增生；国内可判断为高级别上皮内瘤变。而这样的病变若继续追踪随访，无一例外将逐步发展为浸润性癌。

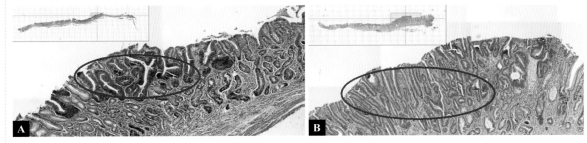

图 21-5 胃窦、胃角病变

· 演示正常胃壁组织与病变进行对比。

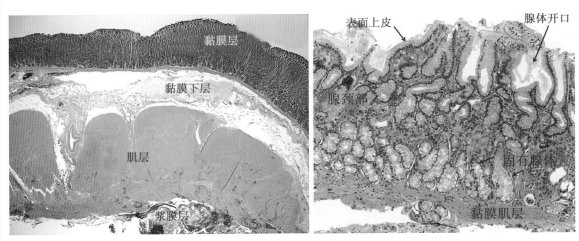

图 21-6 正常胃黏膜及胃壁病理

五、术后 3 个月白光及 NBI、ME-NBI 观察

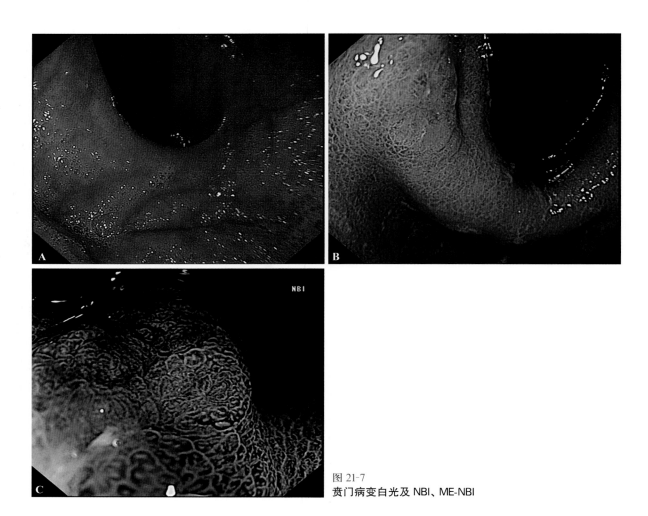

图 21-7
贲门病变白光及 NBI、ME-NBI

术后 3 个月复查,发现贲门病变,进行白光及 NBI、ME-NBI 观察。贲门区黏膜粗糙颗粒状,有广泛斑点状充血,考虑 Hp 现症感染状态,靠后壁可见一处约 0.6 cm 0-Ⅱa 型病变,白光胃镜下微发红,边界清晰,表面粗糙颗粒感明显(图 21-7A、B),ME-NBI 下边界更加清晰显示,病灶内 MCE 大小不一、方向各异,局部不鲜明化,微血管扭曲扩张但仍在 IP 内部走行(图 21-7C),考虑为高分化黏膜内癌,无溃疡及溃疡瘢痕表现,内镜下判断为 ESD 绝对适应证,故采取 ESD 方式治疗。

六、贲门病变 ESD 治疗

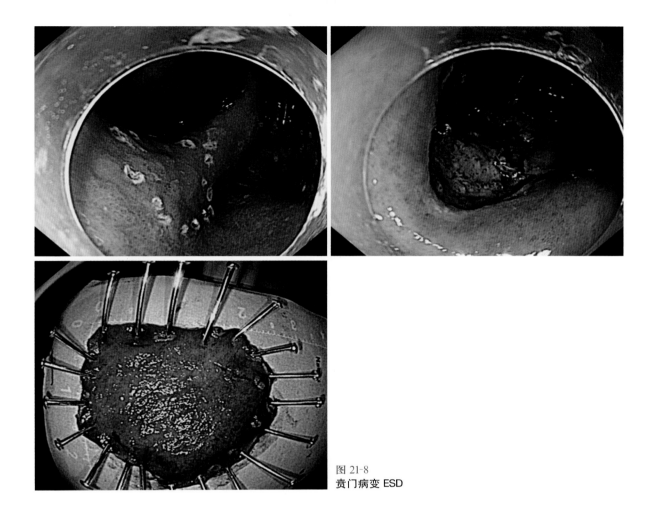

图 21-8
贲门病变 ESD

七、贲门病变 ESD 术后病理

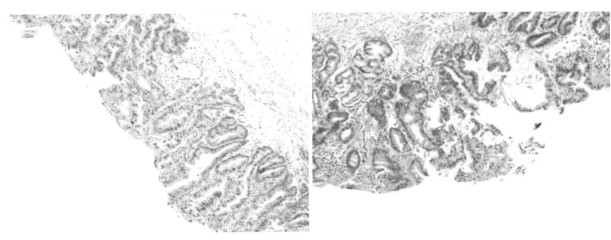

图 21-9　贲门病变 ESD 术后病理

病理诊断：高分化腺癌。

杨丽虹 ·再次仔细观察初次、首次复查、二次复查胃镜检查中贲门处图片,均未能明确贲门病变为漏诊还是新生病变。

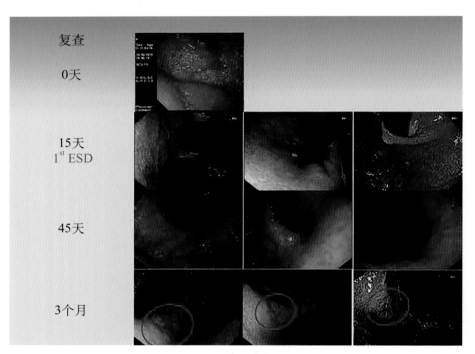

图 21-10　贲门病变回顾

李晓波 ·典型的多灶性早期胃癌,提示应重视黏膜背景情况,因为在开放型萎缩背景中发生同时性多处癌的可能较大。观察一处扁平病灶,若存在 WOS,则应借助 WOS 所勾勒的表面微细结构是否规则来帮助判断病变性质,此时并不必过于注重微血管的变化。本例可同时观察到凹陷处异常扭曲扩张的微血管,因此结合 WOS 表现,内镜诊断与病理结果达到一致。此外对于 0-Ⅱa 型病变,WOS 与扁平腺瘤不可互推,因为腺瘤表面并非均有 WOS,而很多早期胃癌中会出现 WOS。

纪小龙 ·此例中出现多灶且相互远离的病变,提示整体胃黏膜已经到达可出现多处癌变的高危阶段。建议应定期(6 个月)复查。

延伸阅读

同时性多发胃癌

同时性多发胃癌一般是指同时发现 2 处或 2 处以上的胃癌,或者胃癌经内镜或外科手术根治性切除后 1

年内发现的胃癌。其诊断标准由 Moertel 等人在 1957 年建立：①每处病灶都必须经病理证实存在恶性病变；②所有病灶必须被正常胃壁明显地间隔分开，并在显微镜下得到证实；③所有病灶都不是由另一种病变的局部扩展或转移引起的。

据报道，欧洲的同时性多发胃癌的患病率为 2% ～ 14%，而日本的患病率是 5% ～ 13%。大部分同时性多发胃癌不同病灶的形态和组织学类型都是类似的。65 岁以上的胃癌患者发生多发性胃癌的风险会明显增高。所以，建议在对高龄患者进行胃癌筛查或者 ESD 术后复查时，需要更加仔细观察全胃黏膜，尽量避免漏诊比较小的胃癌。

参 考 文 献 ————————————————————————————————————

［1］ Moertel C G, Bargen J A, Soule E H. Multiple gastric cancers: review of the literature and study of 42 cases ［J］. Gastroenterology, 1957, 32(6): 1095-1103.

［2］ Everett S M, Axon A T R. Early gastric cancer in Europe ［J］. Gut, 1997, 41(2): 142-150.

［3］ Jang M Y, Cho J W, Oh W G, et al. Clinicopathological characteristics of synchronous and metachronous gastric neoplasms after endoscopic submucosal dissection ［J］. The Korean Journal of Internal Medicine, 2013, 28(6): 687.

病例 22　易漏诊的贲门 0-Ⅱc 型病变

分享者·刘芝兰

引言：在内镜检查中，贲门由于镜身遮挡、较难凑近等客观因素和患者恶心、呕吐、易留较多黏液，以及内镜医师意识等主观问题，是内镜检查中极易漏诊的部位。那临床工作中应该如何尽量避免漏诊发生？

病史简介

50 岁男性，入院行肠息肉内镜下切除，有上腹部不适 2 个月，伴反酸现象，其间动员做胃镜检查，否认 Hp 治疗史。

一、贲门病变白光观察

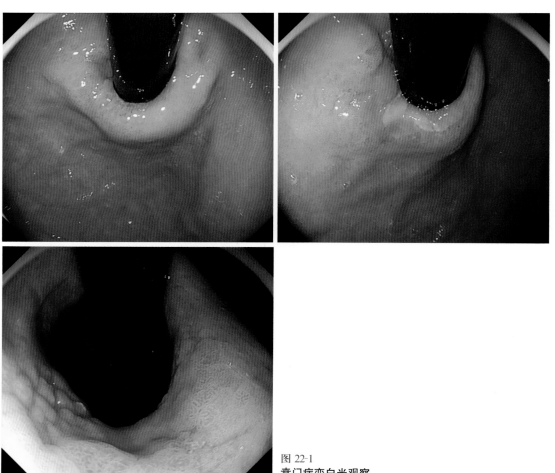

图 22-1
贲门病变白光观察

　　白光内镜下发现贲门环靠后壁黏膜发红粗糙，肉眼类型呈 0-Ⅱc 型表现，边界存在，部分区域因镜身遮挡无法观察全貌；但结合边界、色泽、形态等情况，考虑分化型癌。

炎症		
	0票	0%
低级别上皮内瘤变		
	1票	5%
高级别上皮内瘤变		
	8票	40%
高分化腺癌		
	9票	45%
低分化腺癌		
	1票	5%

图 22-2
讨论者根据白光图判断病变类型的投票结果

讨 论

· 部分病灶被内镜遮挡。

广元市第一人民医院 · 肖南平

· 镜身后面还有，范围约占管周 4/5。

青海省人民医院 · 刘芝兰

二、贲门病变 NBI、ME-NBI 及醋染观察

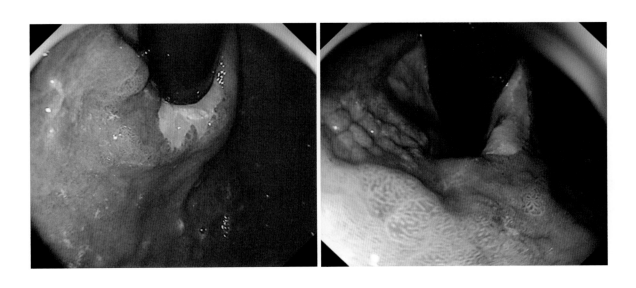

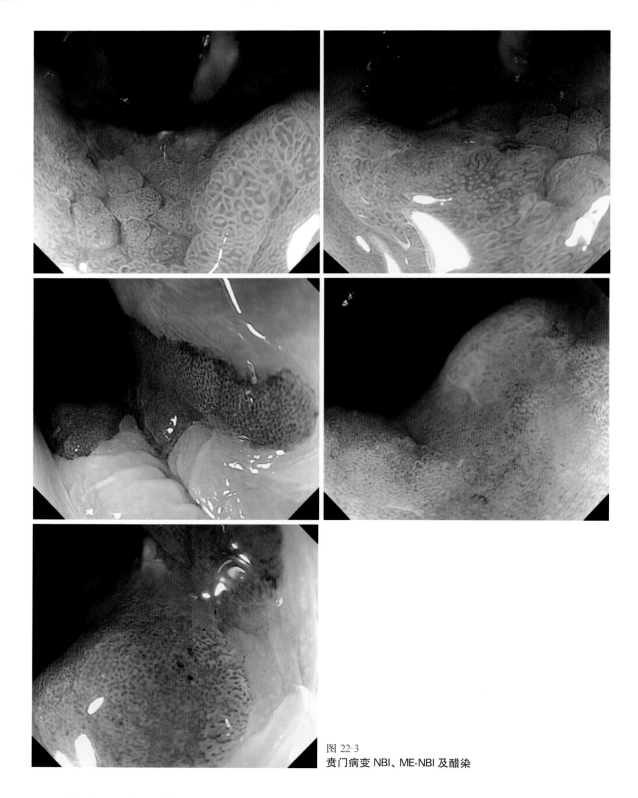

图 22-3
贲门病变 NBI、ME-NBI 及醋染

　　NBI 下发现病变边界清晰,放大下同样可见清晰边界,周边为胃底腺区域,病灶周边轻微隆起处 IP 扩张,提示间质水肿;病变内部可见不规则网格样微血管,MCE 不鲜明;醋酸染色后口侧可见细密分布的针尖大小结构,提示密集垂直排列的腺凹结构。

炎症

1票　5%

低级别上皮内瘤变

1票　5%

高级别上皮内瘤变

5票　27%

高分化腺癌

9票　50%

低分化腺癌

2票　11%

图 22-4
讨论者对贲门病变 NBI 下性质判断投票结果

三、贲门病变活检病理观察

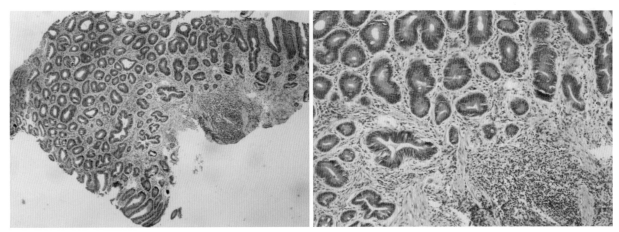

图 22-5　贲门病变活检病理

病理报告：中度不典型增生。

纪小龙　　·活检病理诊断：高分化腺癌，浸润深度为黏膜肌浅层。

此贲门 0-Ⅱc 型病变，范围约占据贲门环 4/5，结合白光及 NBI、放大及醋酸染色等手段，内镜下判断为高分化腺癌、黏膜内且无溃疡，属于 ESD 适应证，但因患方因素，最后采取了外科手术方式治疗。

四、 外科手术后病理观察

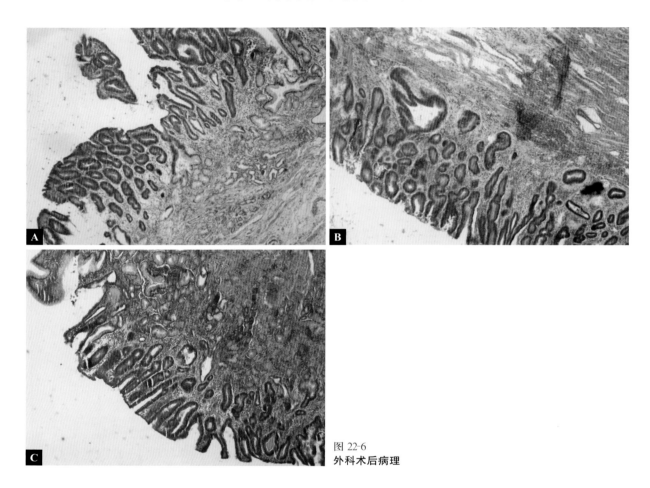

图 22-6
外科术后病理

病理结果：中度不典型增生。

纪小龙 · 图 22-6A 图显示癌腺管占据固有膜上 1/2，B 图显示癌腺管浸润深度到达黏膜肌浅层。

李晓波 · 此例属于内镜下治疗的适应证，最终选择外科手术较可惜。贲门部是容易漏诊的部位，原因在于位置高、空间狭小，镜身易遮挡；非麻醉状态下易因反复呕吐及较多黏液等因素导致无法仔细观察；检查中常常需倒镜观察，若镜身角度不佳则无法完成全面观察等。

· 内镜检查规范化操作、全面观察至关重要，检查前应仔细检查内镜角度、清晰度等情况。此外，清醒状态下嘱患者深吸气后屏住呼吸可使膈肌下移，引起齿状线向食管侧移动，从而暴露贲门；麻醉状态下应等待食管自身蠕动或入胃腔后再退镜观察。此外，贲门病变边界多较难判断，使用靛胭脂等染色剂有助于边界判断。

· 贲门ESD操作，因其空间小、黏膜下血管网丰富，操作过程中易出血，因此策略为先倒镜状态下切开病变肛侧并稍作剥离，再正镜下逐步完整剥离。

病例23　贲门多发性病变

分享者·刘芝兰

引言：贲门位于胃-食管交界处，该处也是鳞状上皮和柱状上皮交界处，该处肿瘤的临床特征有时与非贲门部胃癌有所不同。贲门癌在内镜下需要注意哪些鉴别诊断？ESD切除范围有什么需要注意之处？本病例将对此进行讨论。

病史简介

68岁男性，汉族，因"上腹部不适"在当地医院就诊，胃镜检查发现贲门下0-Ⅲ型病变，活检病理提示：高级别上皮内瘤变。转至我院进一步诊治。查体未见阳性体征，既往体健，辅助检查未见异常。

一、转入后第一次胃镜检查（非无痛）

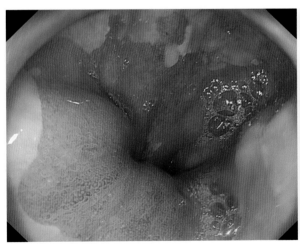 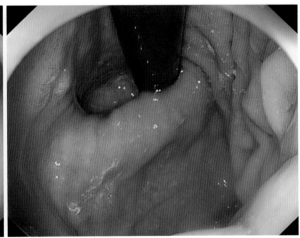

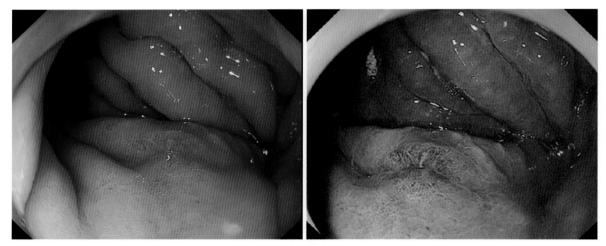

图 23-1 传统白光胃镜检查及 NBI 检查

胃黏膜呈弥漫性充血,可见较多黏液附着,提示 Hp 现症感染可能。贲门后壁见 1 处 0-Ⅱa + Ⅱc 型病变,大小约 6 mm×8 mm,表面稍发红,NBI 观察病变表面呈褐色改变。食管下段见 2 处黏膜发红,0-Ⅱb 型,长度 2~4 mm。

选项1：非肿瘤性病变	11%	9票
选项2：黏膜下肿瘤	0%	0票
选项3：难以判断肿瘤/非肿瘤	17.1%	14票
选项4：低级别瘤变/腺瘤	11%	9票
选项5：高级别瘤变/分化型黏膜内癌	57.3%	47票
选项6：分化型黏膜下癌	1.2%	1票
选项7：未分化型癌	2.4%	2票

图 23-2
讨论者对贲门病变可能诊断的投票结果

- - - - - - - - - - - **二、 贲门病变及食管病变的 ME-NBI 观察** - - - - - - - - - -

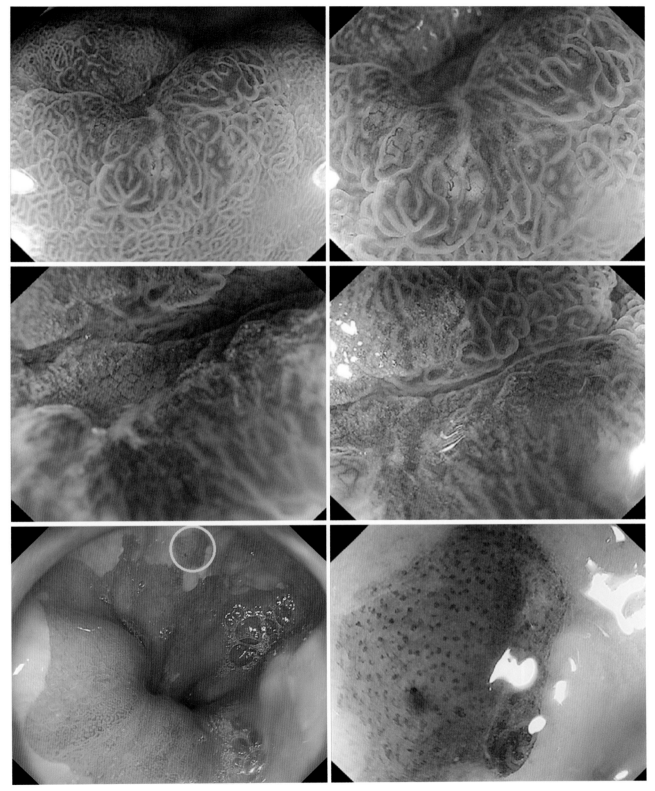

图 23-3　贲门病变及食管病变的 ME-NBI 观察

ME-NBI 观察，可见贲门 0-Ⅱa＋Ⅱc 型病变边界清楚，0-Ⅱa 型区域的 MCE 大小不等，排列稍不规则，WGA 阳性，MV 扩张、扭曲、形态不一，0-Ⅱc 型区域 MCE 不清晰，MV 口径不等、形态不一，呈不规则网格状结构(图 23-3)。内镜诊断考虑为分化型胃癌。结合传统白光内镜所见,贲门病变表面未见明显隆起或凹陷,组织柔软,考虑胃癌位于 M 层或者 SM1 层,可行内镜下切除。

对食管下端舌型橘红色黏膜进行放大观察,IPCL 为井上分型Ⅳ型,排列相对一致,其深部绿色分支血管清楚易辨认,背景着色阴性,提示为非癌性病变。

食管下段活检病理提示:炎症。

三、 术中胃镜精查

拟行内镜下切除上述贲门病变,术中再次行胃镜精查,在贲门上述病变与齿状线之间发现了一处黏膜发白病变。

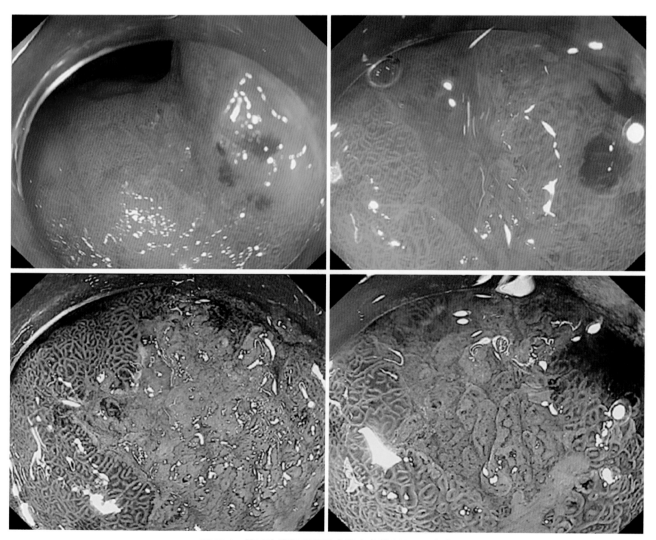

图 23-4　第二次贲门病变及食管病变的 ME-NBI 观察

新发现的贲门 0-Ⅱc 型病变表面呈灰白色,边缘不规则,呈棘状改变,病变边缘可见自发性出血。ME-

NBI 显示 MCE 大小不等，排列不规则，MV 不规则。考虑为肿瘤性病变可能性大。

　　由于上述 2 处贲门肿瘤性病变相邻很近，不除外属于同一处病变的不同表现，故将这 2 处病变一并行 ESD 切除。

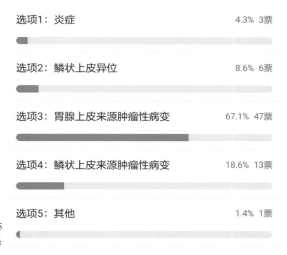

选项1：炎症　　　　　　　　　　　　　　　4.3% 3票

选项2：鳞状上皮异位　　　　　　　　　　　8.6% 6票

选项3：胃腺上皮来源肿瘤性病变　　　　　　67.1% 47票

选项4：鳞状上皮来源肿瘤性病变　　　　　　18.6% 13票

选项5：其他　　　　　　　　　　　　　　　1.4% 1票

图 23-5
讨论者对贲门灰白色病变可能诊断的投票结果

讨 论

· 这个病例有深刻的教育意义，警醒我们内镜观察需要非常细致。

兰州大学第二医院 · 王鹏飞

四、ESD 切除及术后病理

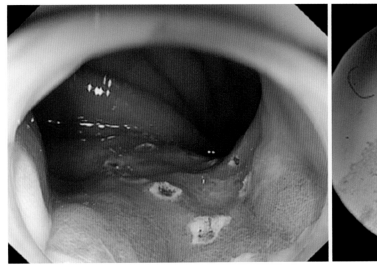
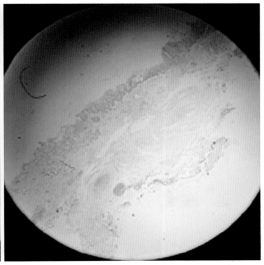

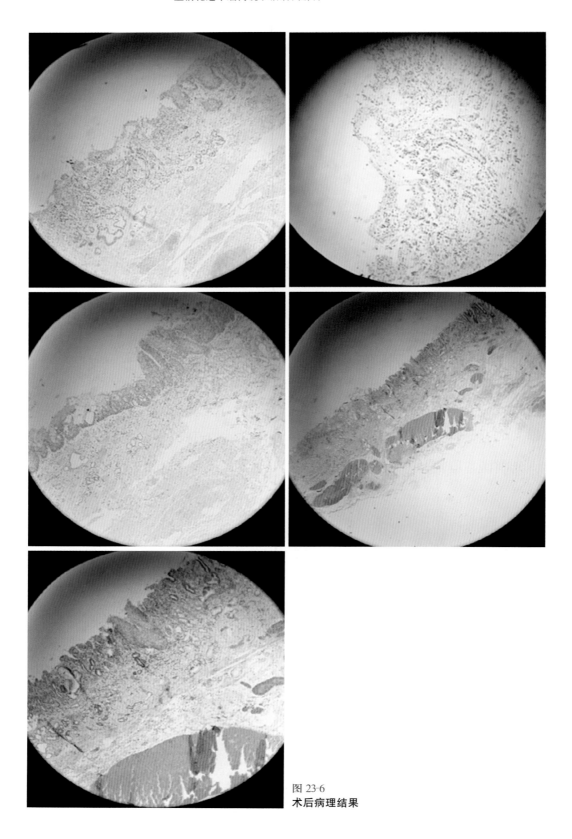

图 23-6
术后病理结果

　　ESD 术后病理结果：贲门中分化腺癌，累及黏膜肌层，直径约 6 mm，切缘干净。腺上皮鳞状上皮样增生，并发高级别上皮内瘤变（图 23-6）。

点 评

纪小龙 ·贲门的第一处病灶诊断为"腺癌，中分化，累及黏膜肌层"没有问题。但第二处病灶的组织病理图中鳞状上皮不能诊断为"高级别上皮内瘤变"，宫颈上皮在慢性炎症刺激后也可以有类似表现。胃黏膜上皮几乎不发生"鳞化"，因为胃腔内强酸环境不适合"鳞状上皮"（鳞状上皮需要中性环境）。但在贲门附近的胃黏膜内"正常"时就可以有散在鳞状上皮灶存在。

李晓波 ·这个病例的 2 处贲门小病灶各有特点，第 1 个病灶存在色泽的改变、典型的 MV 改变和 MCE 的融合，病变边缘可见 WGA；第 2 个病灶的 MCE 呈绒毛状改变。难能可贵的是 ESD 治疗时发现了新的病灶。只是 ESD 切除范围应该更大一些。早期贲门癌的 ESD 治疗，口侧切缘最好选择在齿状线的稍上方处。

延伸阅读

WGA

白球征（white globe appearance，WGA）是一种小于 1 mm 的白色球状物，可通过 ME-NBI 观察到。它可在胃癌、食管腺癌和大肠癌的病变边缘处被发现。WGA 可能是病理学上的腺管内坏死碎片（intraglandular necrotic debris，IND）在内镜上的表现。而 IND 则是病理学诊断高级别上皮内瘤变或浸润性胃癌的重要线索。

日本 Naohiro Yoshida 等的一项前瞻性研究表明，WGA 对胃癌诊断的敏感性、特异性、阳性预测值分别为 21.4%、97.5%、83.3%。由于 WGA 对胃癌具有很高的特异性和阳性预测值，因此，WGA 的存在可以提高胃癌诊断的确定性。

在临床实践中，我们可以使用中等倍数放大的 ME-NBI 在胃癌的边缘处寻找是否存在 WGA，如有可疑 WGA，则转到最大放大倍数加以确认。以下两个特征有助于识别 WGA：①从边缘到中心，白色逐渐增加，且形态呈球形；②有微血管覆盖在 WGA 上，这表示 WGA 存在于胃上皮及上皮下微血管的下方。

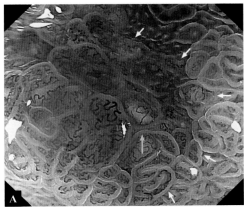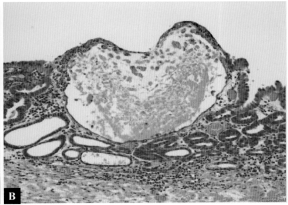

图 23-7　WGA 的 ME-NBI 表现和病理学改变。A. 黄色箭头：WGA；白色箭头：DL；B. 本例 IND 大小为 0.43 mm

参 考 文 献

[1] Yoshida N, Doyama H, Nakanishi H, et al. White globe appearance is a novel specific endoscopic marker for gastric cancer: a prospective study [J]. Digestive Endoscopy, 2016, 28(1): 59-66.

[2] Watanabe Y, Shimizu M, Itoh T, et al. Intraglandular necrotic debris in gastric biopsy and surgical specimens [J]. Annals of Diagnostic Pathology, 2001, 5(3): 141-147.

病例24　贲门0-Ⅰs型病变

分享者·许良璧

引言：当发现贲门0-Ⅰs型病变时应该如何分析其性质？0-Ⅰs型胃癌的浸润深度该如何评估？本病例将对此进行讨论。

病史简介

患者因体检时发现胃多发息肉,Hp(-),转诊我院进一步诊治。腹部CT平扫+增强未见异常。

-------------------- 一、胃部背景黏膜 --------------------

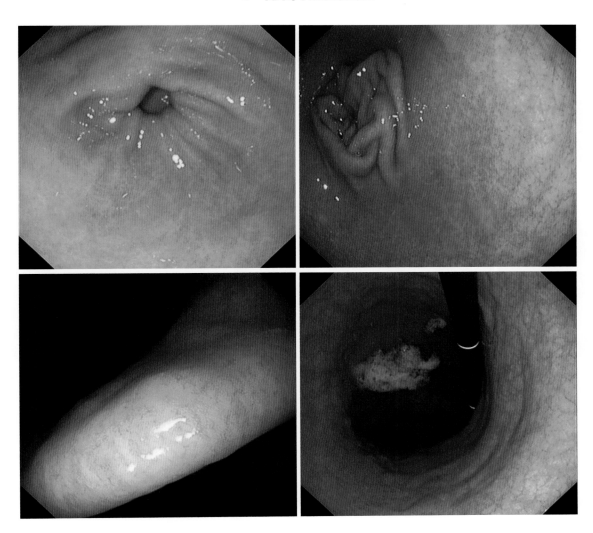

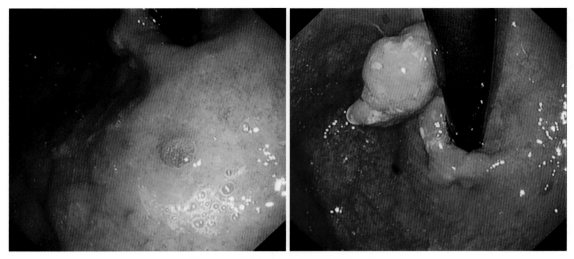

图 24-1　传统白光胃镜观察背景黏膜表现

全胃黏膜红白相间，以白相为主，黏膜下血管透见，提示慢性萎缩性胃炎（O-3 型）。胃体散在数枚 0-Ⅰs 型息肉，大小 3～4 mm，表面光滑，ME-NBI 低倍放大显示 DL（＋），MS、MV 规则。贲门见 1 处 0-Ⅰs 型病变，大小约 3.5 cm×2.5 cm，表面发红，有较多黏液附着。

二、贲门病变白光胃镜表现

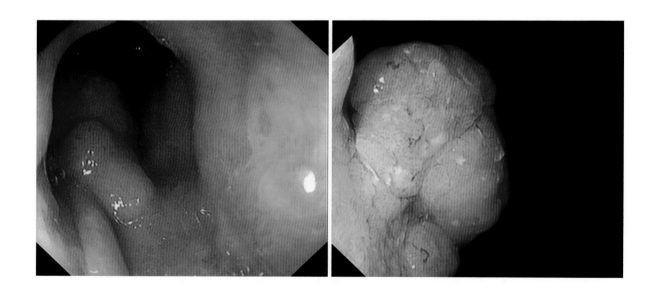

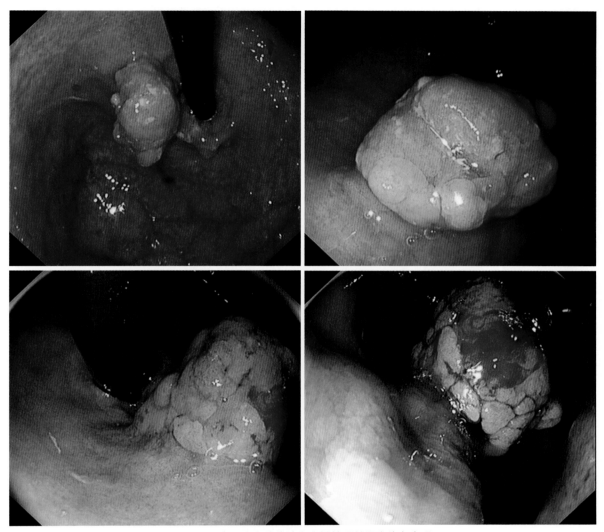

图 24-2　贲门病变的传统白光胃镜及靛胭脂染色表现

　　贲门 0-Ⅰs 型病变边界清楚,其侧面与周边黏膜之间的角度呈锐角,隆起表面呈大小不等的结节状。隆起的顶端可疑存在分界线,该处表面较明显,有少量黏液附着,质脆,注水冲洗黏液时病变表面易出血。目前贲门病变需要考虑胃腺瘤与腺癌相鉴别。

选项1: 非肿瘤　　　　　　　　　　　　　　　　5.8% 3票

选项2: 难以判断肿瘤或非肿瘤　　　　　　　　　5.8% 3票

选项3: 腺瘤　　　　　　　　　　　　　　　　38.5% 20票

选项4: 早期Ca　　　　　　　　　　　　　　　36.5% 19票

图 24-3

选项5: 进展期Ca　　　　　　　　　　　　　　13.5% 7票

根据白光胃镜表现,病例讨论者对贲门病变性质的投票结果

三、ME-NBI 观察贲门病变

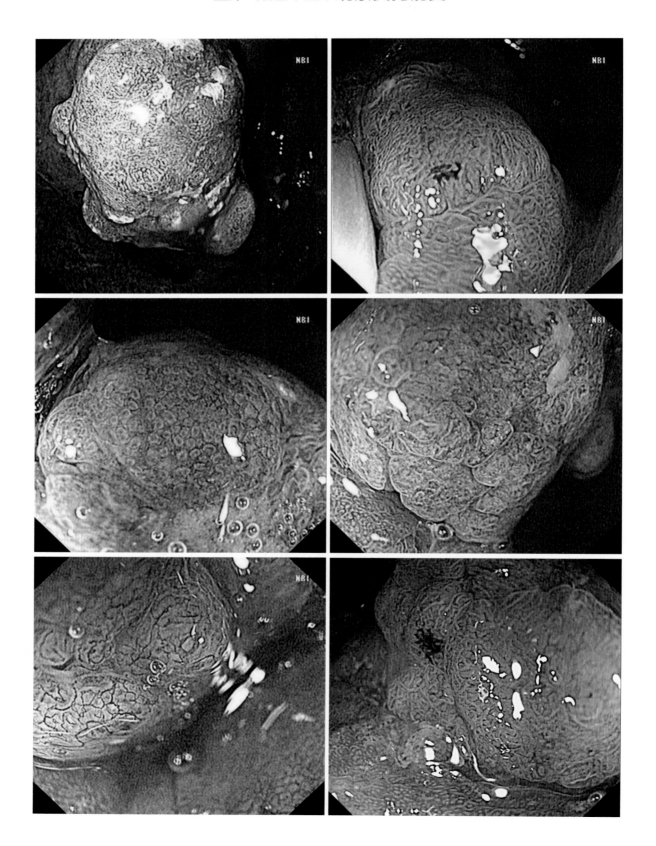

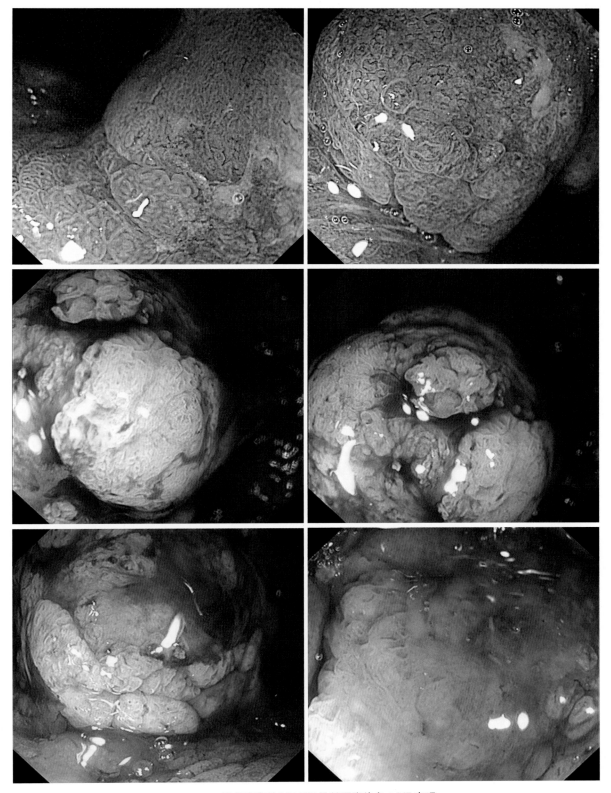

图 24-4　贲门病变的 ME-NBI 及靛胭脂染色＋ME 表现

　　ME-NBI 显示隆起顶端的 MCE 细密，显示不清晰，微血管增粗、扭曲、形态不一，部分微血管呈网格状改变。靠近基底部的多个结节 MCE、微血管相对规则。故该隆起病变的顶端与靠近基底部多个结节之间存在分界线。该 0-Ⅰs 型病变考虑为胃腺癌可能性大。靛胭脂染色见隆起顶部着色浅,呈红色改变。该病变整体无饱满感,表面无明显凹凸不平,靛胭脂染色后未见隆起病变的基底部出现台状隆起(non-extension sign),所以考虑病变在 M/SM1 层。

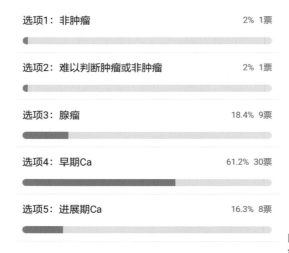

图 24-5
根据 ME-NBI 表现,讨论者对贲门病变性质的投票结果

讨 论

· 从非放大胃镜的形态上来看,该病变为腺瘤可能性大,但经过 ME-NBI 观察发现有部分区域的 MV 和 MS 不规则。

兰州市第二人民医院 · 丁光荣

 点 评

李晓波 　　· 与贲门病变边缘处的 MCE 相比,中央区域的 MCE 非常小,呈 pit 样结构,因此密度非常高,血管环绕于其中,其结构如果用醋酸染色会更明显,由于 MCE 的不规则和局部区域的 MV 异常扭曲,形态不规则,考虑该病变为胃癌。

活检病理:高级别上皮内瘤变。

建议超声胃镜检查,但由于无法安排无痛超声胃镜,患者不同意行超声胃镜检查。

四、ESD 治疗

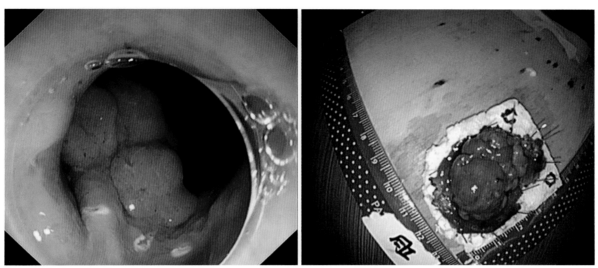

图 24-6　贲门病变 ESD 治疗

五、ESD 术后病理

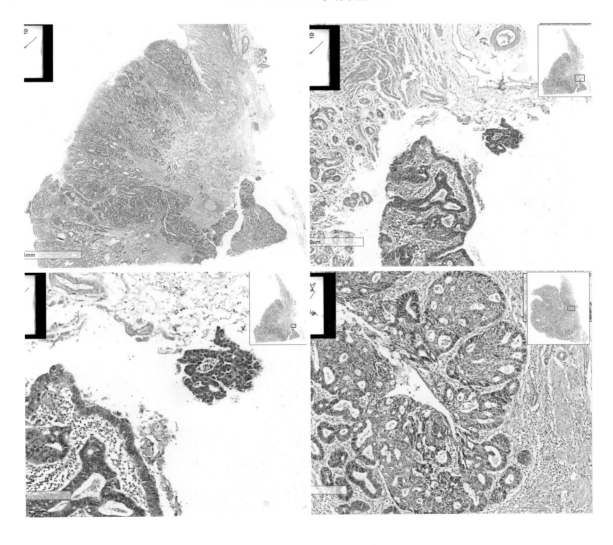

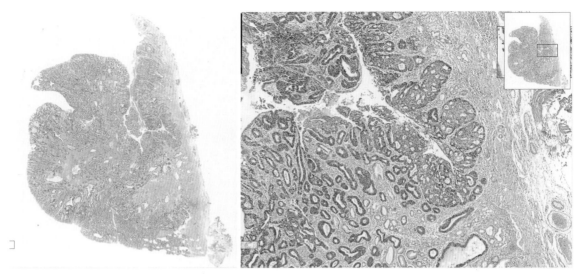

图 24-7　贲门病变 ESD 术后组织病理学表现

病理诊断：黏膜内分化型腺癌，水平及垂直切缘阴性，脉管阴性（CD34/D2-40）。

纪小龙　　　·这是一个以"隆起"突出胃腔内生长为主的高分化腺癌，局部有中分化区域。

李晓波　　　·这是一个很好的学习病例。唯一的缺陷是表面黏液太多影响观察质量，但局部腺管和微血管的形态呈现得非常好，完全可以帮助诊断。这种 0-Ⅰs 型胃癌的深度判断是难点。

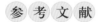

Inoue H，Kashida H，Kudo S，et al．The Paris endoscopic classification of superficial neoplastic lesions：esophagus，stomach，and colon：November 30 to December 1，2002 ［J］．Gastrointest Endosc，2003，58(6 Suppl)：S3-43．

病例 25　胃体-胃角 0-Ⅱa+Ⅱc型病变

分享者·王鹏飞

引言：部分早期胃癌的形态呈胃炎样改变，有时病变边界也难以和背景黏膜区分。这种情况与 Hp 除菌后胃癌的边界表现类似。那么该怎么确定 ESD 的切除范围？

病史简介

56 岁中年男性，因上腹部不适 3 个月于外院行胃镜检查，发现胃体中段前壁近胃角黏膜粗糙不平，局部呈颗粒样不连续隆起，边界不清，性质未明，为进一步诊治转至我院。外院清晰胃镜图片及病理玻片未提供，^{13}C-UBT(＋)。门诊做了第一次胃镜。

一、背景黏膜

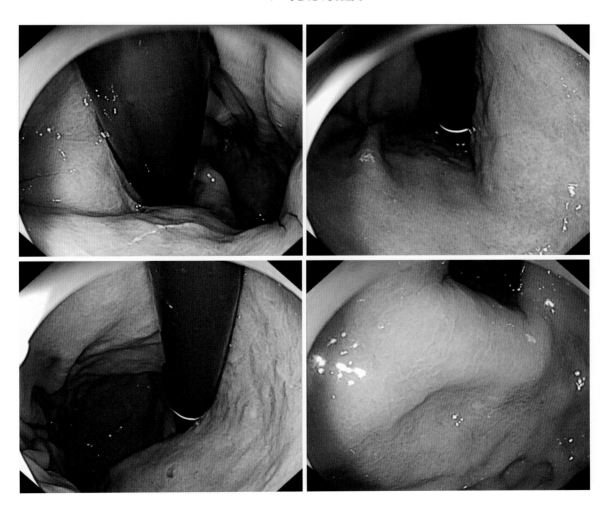

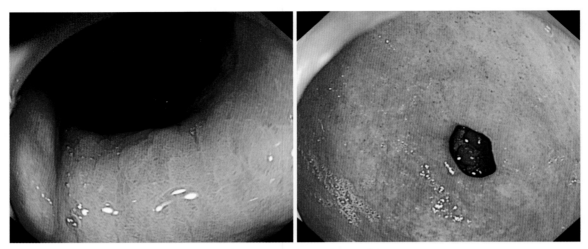

图 25-1　第一次胃镜检查中背景黏膜表现

全胃黏膜充血、水肿，有黏液附着，胃窦及胃体小弯、前壁、后壁黏膜红白相间，以白为主，黏膜下血管透见。考虑慢性萎缩性胃炎（O-2）、Hp 感染可能性大。

二、病变的白光观察

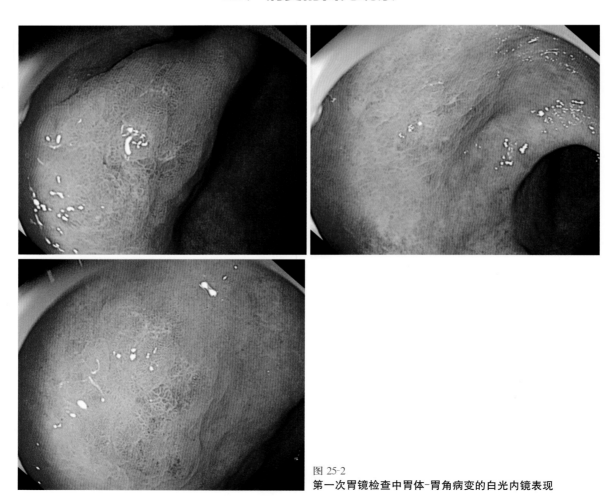

图 25-2
第一次胃镜检查中胃体-胃角病变的白光内镜表现

胃体中下部前壁至胃角处见 1 处 0-Ⅱa + Ⅱc 型病变,表面发红,边界不清,需考虑胃炎与胃癌相鉴别。

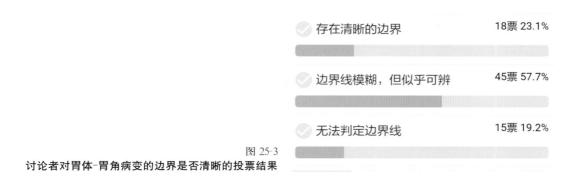

✓ 存在清晰的边界	18票	23.1%
✓ 边界线模糊,但似乎可辨	45票	57.7%
✓ 无法判定边界线	15票	19.2%

图 25-3
讨论者对胃体-胃角病变的边界是否清晰的投票结果

三、病变的白光放大胃镜及 ME-NBI

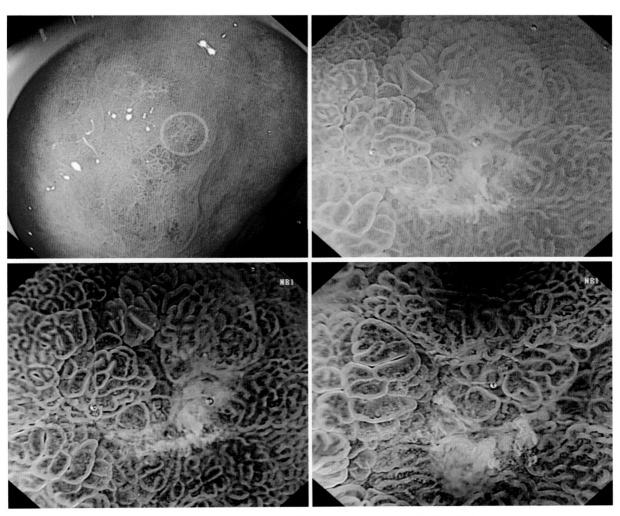

图 25-4 第一次胃镜检查中胃体-胃角病变放大胃镜及 ME-NBI 表现

以上病变的局部 ME-NBI 图片未见明确分界线，MCE 大小不等，排列不规则，微血管尚规则。

选项1：正常黏膜或炎症　　　　　　　　16.9% 12票

选项2：低级别上皮内瘤变　　　　　　　35.2% 25票

选项3：高级别上皮内瘤变/癌　　　　　　47.9% 34票

图 25-5
讨论者对胃体-胃角病变性质判断的投票结果

四、 活检病理结果

胃体：慢性萎缩性胃炎伴肠化。

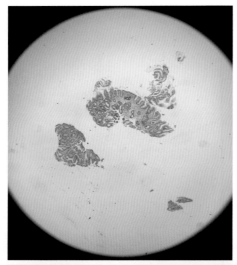

图 25-6　**第一次胃镜检查的活检病理**

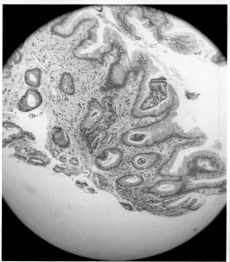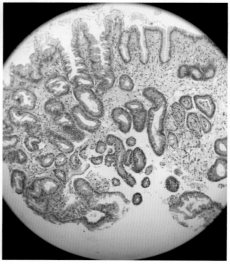

五、予根除 Hp 感染治疗，1 个月后复查胃镜

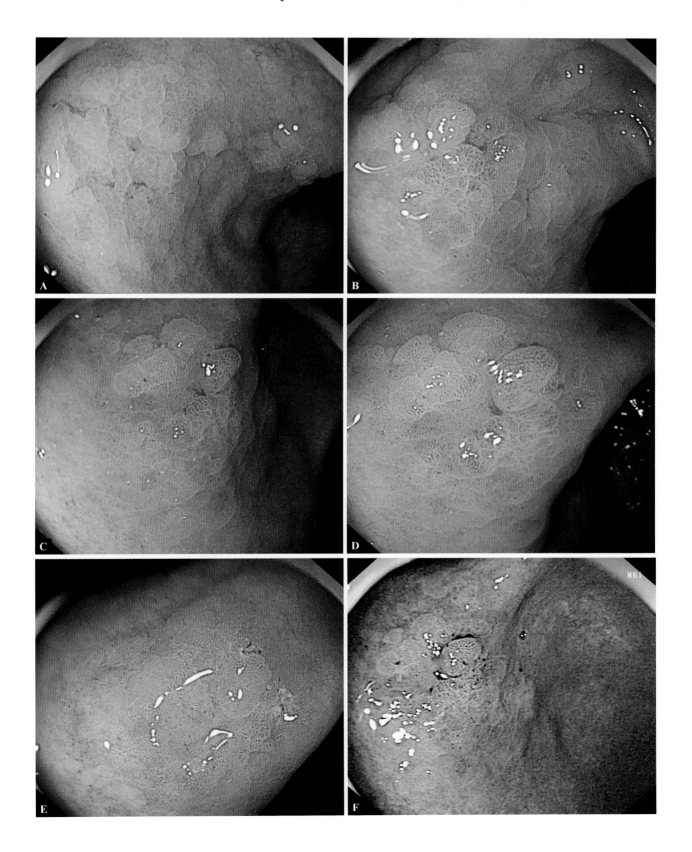

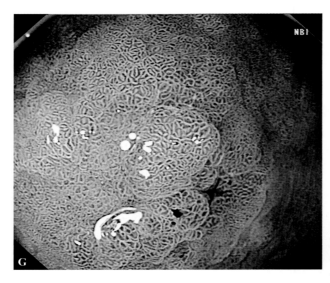

图 25-7

第二次胃镜检查中胃体-胃角病变的白光及 NBI 表现。
A. 胃体前壁；B～E. 病灶中Ⅱa部分；F. NBI；G. Ⅱa部分中度放大

经根除 Hp 感染后，全胃黏膜充血水肿较前减轻，胃体中下部前壁至胃角 0-Ⅱa 型病变局部隆起较前明显，部分区域呈褐色改变。ME-NBI 观察仍然未见明确边界线。

从复诊的胃镜图片，您认为病变区域是否清晰？

7月18日　　　　　　　　　　　　◎ 81　☑ 2

单选投票，已收到62票

选项1：存在清晰的DL　　　　　　　　37.1% 23票

选项2：DL模糊，但似乎可辨　　　　　48.4% 30票

选项3：无法判定DL　　　　　　　　　14.5% 9票

根据第二次内镜图片，您认为病灶的范围最可能是？

7月18日　　　　　　　　　　　　◎ 103　☑ 1

单选投票，已收到60票

选项1：绿色虚线内的A区域　　　　　13.3% 8票

选项2：黄色虚线内的B区域　　　　　35% 21票

选项3：蓝色虚线内的C区域　　　　　48.3% 29票

选项4：更大范围　　　　　　　　　　3.3% 2票

仅根据第二次内镜图片，您认为病灶的范围最可能是

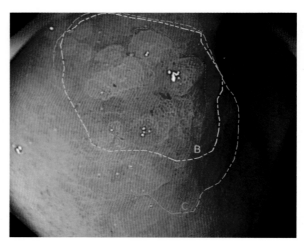

图 25-8

病例讨论者再次对病变分界线是否清晰的投票结果及范围判断

六、 外院胃镜活检标本切片及我院会诊结果

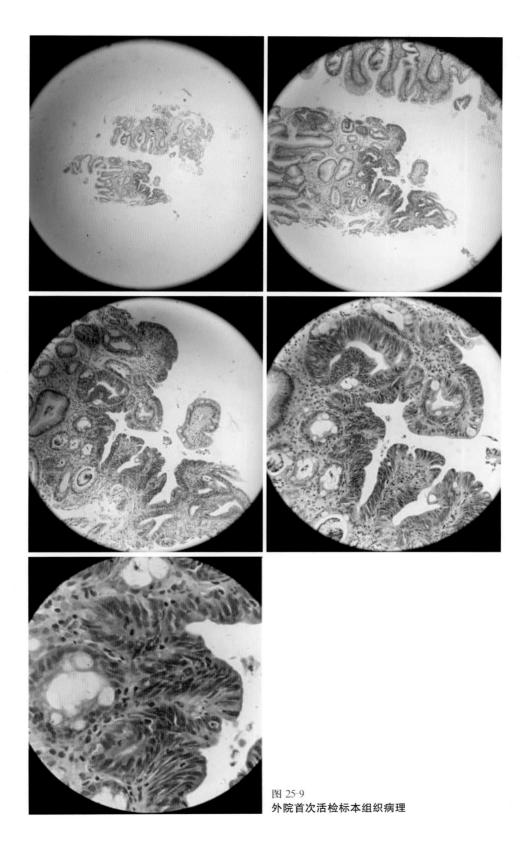

图 25-9
外院首次活检标本组织病理

纪小龙　　　　·根据外院活检标本切片，这是微小高分化腺癌。

外院活检标本的会诊结果考虑为胃癌。由于该胃部病变平坦，未见明显隆起或凹陷，质地柔软，无僵硬感，考虑此病变位于 M/SM1 层。经患者及家属同意后，拟行 ESD 治疗。术中再次行放大胃镜观察，期望能判定一个相对清晰的边界。图片如 25-10：

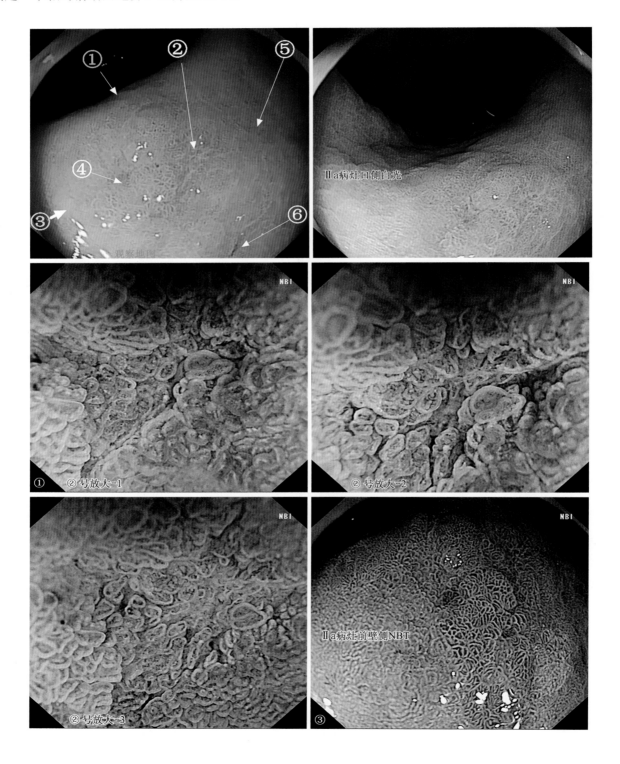

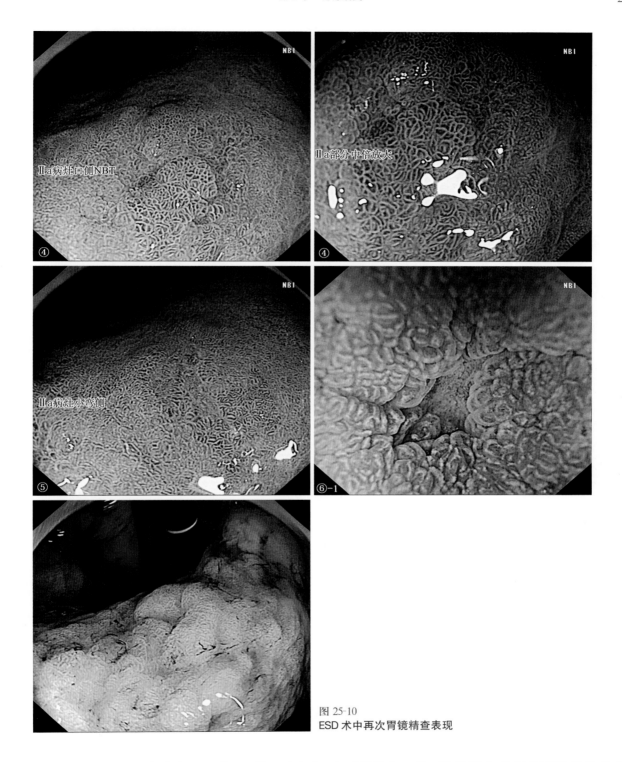

图 25-10
ESD 术中再次胃镜精查表现

　　胃体中下部前壁至胃角病变呈 0-Ⅱa + Ⅱc 型改变,表面稍发红,NBI 显示部分病变表面呈褐色改变,
ME-NBI 反复观察均未能看到明确分界线,0-Ⅱa 型区域 IP 稍增宽,MV 尚规则,0-Ⅱc 型区域 MCE 大小不
一,排列不规则,表面可见不规则分布的 WOS。靛胭脂染色未见不着色发红区域,未见明确边界线。

许良璧　　·这个病例的难点还是在于判断边界。

柏健鹰　　·此癌性病变与非癌的边界在内镜下并不清晰,担心最后的边界判断会有问题。

七、ESD 治疗

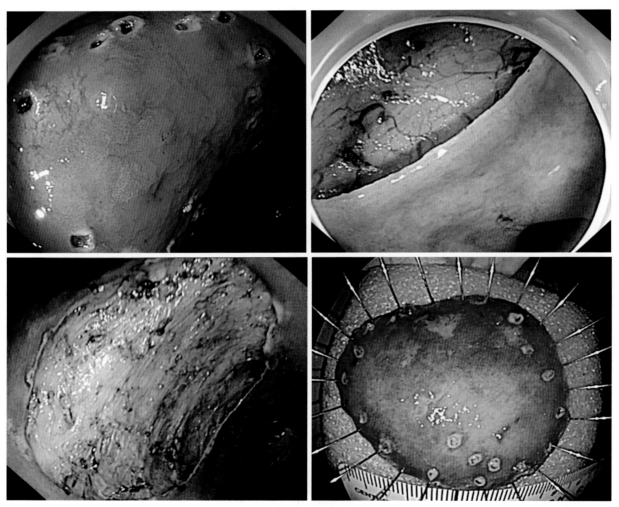

图 25-11　胃体-胃角病变的 ESD 治疗

　　ESD 术后病理结果:高分化黏膜内癌,切缘阳性,以口侧为主。

　　对病变进行靛胭脂染色,未能勾勒出明显的病变轮廓,甚至不如白光胃镜分辨得清楚。所以我们将病变口侧的 0-Ⅱa 型部分和活检瘢痕部分包括在标记区域内,肛侧甚至接近了幽门前壁。标记过程中一度迷路,后来做了调整。

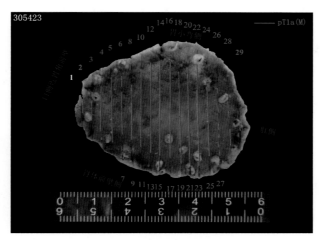

图 25-12　ESD 术后病理复原

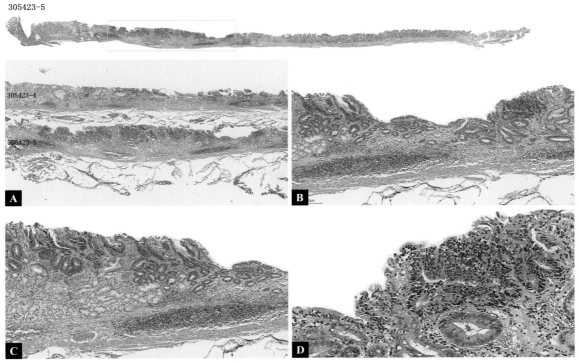

图 25-13　ESD 术后组织病理。A. ESD 后初次认定的癌；B. 此处凹陷考虑为外院首次活检所致；C. 凹陷左侧中倍；D. 凹陷右侧高倍

纪小龙　　　ESD 术后病理标本为微小高分化腺癌。此例提示：①早期胃癌可以仅仅局限于黏膜固有层的浅层；②早癌可以是多个癌灶分布；③活检仅仅是一个"点"，不能说明全面。

八、ESD 术后 3 个月复查胃镜

见原 ESD 区域已形成红色瘢痕,瘢痕处 MCE 稍拉伸,排列规则,在 ESD 瘢痕的口侧区域多点活检。

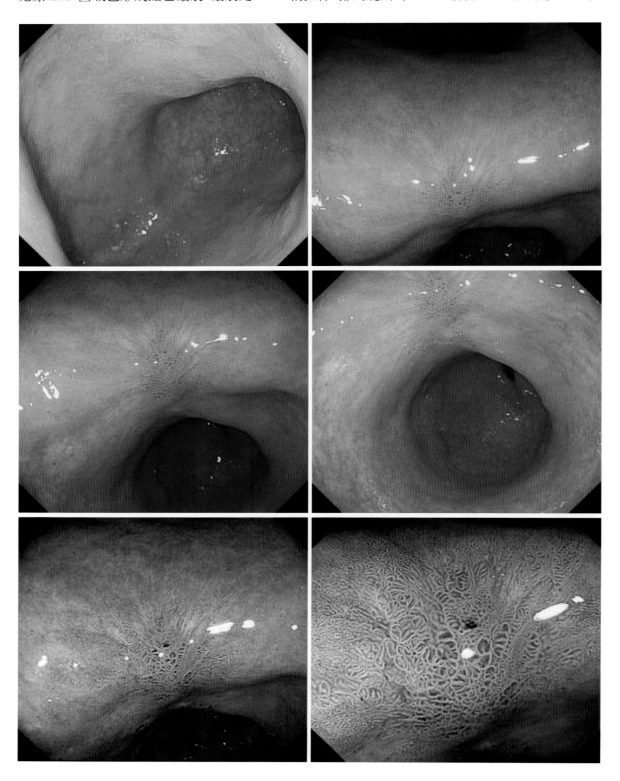

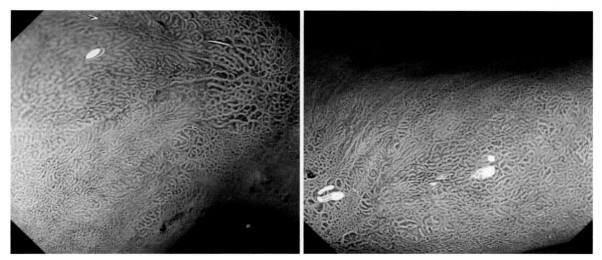

图 25-14　ESD 术后 3 个月复查胃镜表现

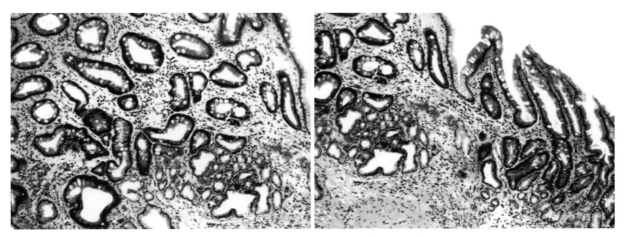

图 25-15　ESD 术后瘢痕口侧区域活检的组织病理

点评

纪小龙　· ESD 术后复查胃镜的活检病理图片提示萎缩性胃炎伴肠化。

李晓波　· 对于边界难以确定的早期胃镜，ESD 术前需要结合多种方法共同辅助确定病变边界。在使用醋酸染色后再快速追加靛胭脂染色，有时对病变边界的显示会有不错的效果。这个病例的边界确实难以判断，尽管 ESD 时扩大了标记范围，ESD 术后病理结果仍提示水平切缘阳性，虽然术后 3 个月复查胃镜未见明确异常表现，多点活检也未见肿瘤性改变，仍需要密切随访，必要时可追加内镜或外科手术治疗。

病例26　胃窦 0-Ⅱa+Ⅱc型病变

分享者・荣　亮

引言：上皮内瘤变的病例有时也需要内镜下切除治疗，但是部分病变的真正边界可能并不清晰，本病例将讨论此类病例内镜治疗的难点。

病史简介

患者71岁，男性，反复中上腹不适伴反酸6个月。^{14}C-UBT（＋）。

-------------------- **一、　第一次胃镜检查** --------------------

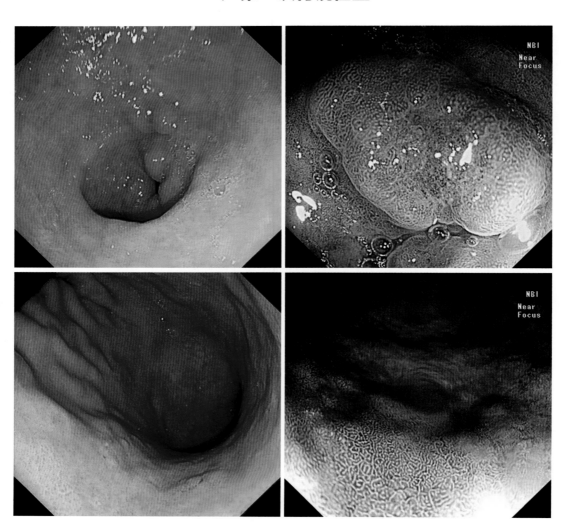

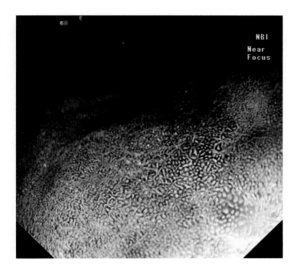

图 26-1
第一次胃镜检查表现

胃镜下可见全胃黏膜发白，黏膜下血管透见，胃窦区近幽门小弯侧可见一处 0-Ⅱa＋Ⅱc 型病变，大小约 1.5 cm×1 cm，表面发红，凹陷边缘呈棘状突出。NBI 联合 Near Focus 模式下可见边界清晰，但由于病变表面有较多黏液附着，MCE 和 MV 无法清晰显示。胃窦病变考虑肿瘤性病变可能。

胃体中部后壁侧可见两处 0-Ⅱa 型病变，NBI 联合 Near Focus 模式下均未见明确边界，MS 及 MV 尚规则。考虑非癌性病变。

二、活检病理

结果示胃窦慢性萎缩性胃炎，胃黏膜腺体低级别上皮内瘤变。胃体慢性萎缩性胃炎。

三、根除 Hp 感染治疗，1 个月后复查胃镜

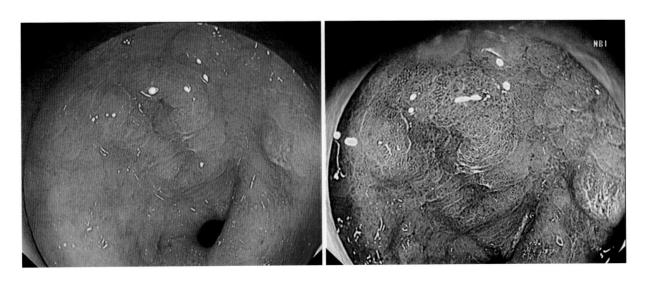

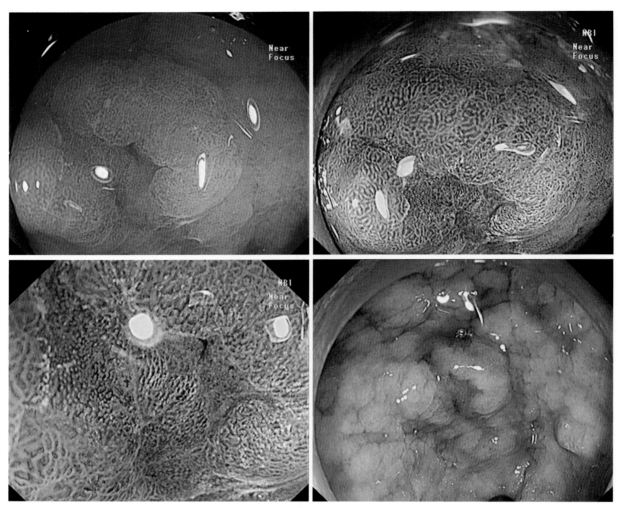

图 26-2 第二次胃镜检查表现

胸腹部 CT 平扫 + 增强未见明显异常。全胃黏膜发白,黏膜下血管透见,第一次胃镜检查所见胃体 0-Ⅱa 型病变已消失。胃窦近幽门处的原有 0-Ⅱa + Ⅱc 型病变仍存在,形态基本同前,NBI 联合 Near Focus 模式观察,凹陷处右侧部分 MCE 不清晰,左侧及中部部分 MCE 细密,形态尚规则,部分微血管呈不规则网格状。考虑胃癌可能性大。该病变质地柔软,无僵硬感,表面无明显隆起或凹陷,考虑病变位于黏膜层/SM1 层。

------------------------------ **四、 第二次胃镜活检病理** ------------------------------

活检病理示胃窦腺上皮低级别上皮内瘤变,局灶高级别。

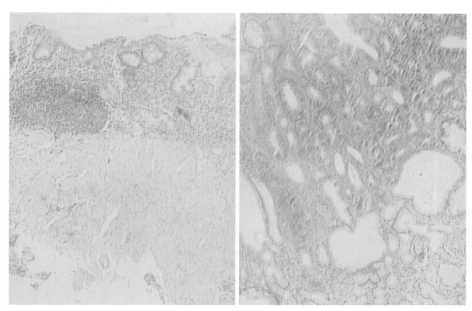

图 26-3　第二次胃镜活检组织病理

五、扩大标记范围，行 ESD 治疗

ESD 术后病理结果：（胃窦）黏膜上皮内瘤变低级别，黏膜慢性炎症伴活动、肠化，切缘为低级别上皮内瘤变，基底（-）。

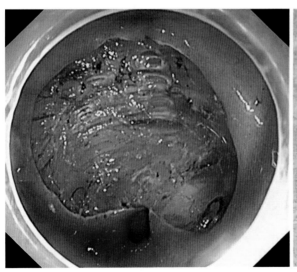
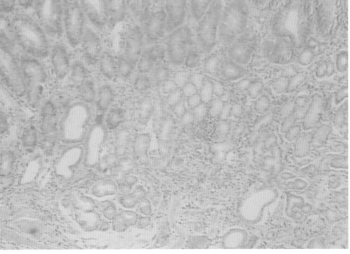

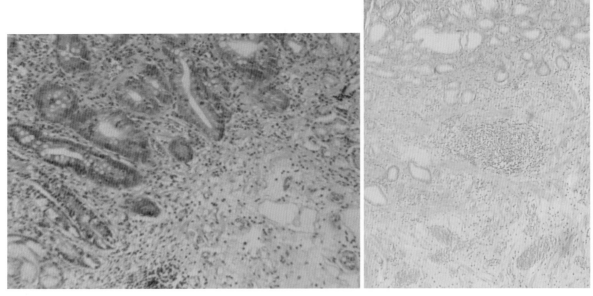

图 26-4　ESD 治疗及术后组织病理

讨　论

·ESD 术后切缘的低级别上皮内瘤变是不是真的存在？还有病变主体的低级别上皮内瘤变是不是真的存在？需要和病理科多沟通。

南京高淳人民医院·高福平

| 李晓波 | ·从内镜的角度来说，这个病变的诊断已经明确。关键在于，Hp 感染虽已治疗，但是否已根除；此时 Hp 感染的治疗本身对黏膜改变的影响如何。关于病变边界的判断需要结合多种方法进行综合考虑，如果当地医院有放大胃镜等设备，对评估此例病变的边界会有很大的帮助。
·比较遗憾的是，ESD 术后边缘有术前未能预测的同性质病变的残留，这就提醒内镜医生此病变是否为非根治性切除。也可能提醒大家，对于低级别上皮内瘤变的判断，病理诊断是否存在不一致性。 |

病例 27　胃体 0-Ⅱc+Ⅱb 型、表面发白病变

分享者·陈海华

引言：在胃部发现 0-Ⅱc+Ⅱb 型、表面发白的病灶时，该怎么分析病变的特点？需要对哪些疾病进行鉴别诊断？

病史简介

患者男性，55 岁。因上腹部饱胀感至当地县医院行电子胃镜检查，发现胃体中上部直径约 2.0 cm 浅溃疡形成，覆薄白苔，周边充血水肿。患者口服 PPI 治疗 2 周，到我院复查胃镜。原始内镜图片缺失。

- - - - - - - - - - - - - - - - - 一、背景图片 - - - - - - - - - - - - - - - - -

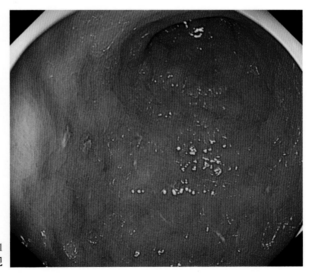

图 27-1
胃部背景黏膜表现

胃黏膜弥漫性充血水肿，考虑 Hp 现症感染可能性大。

选项1：Hp活动性感染　　　　　　　　　　81.6% 62票

选项2：无Hp感染　　　　　　　　　　5.3% 4票

选项3：既往存在Hp感染　　　　　　　　13.2% 10票

图 27-2
讨论者对胃部背景黏膜情况的投票结果

点评

李晓波　　　·仔细观察目标病灶之前先评估背景黏膜，了解是否存在萎缩性胃炎以及 Hp 感染的状况等，这个步骤很重要，不要过快地把所有注意力都集中在目标病灶。

二、胃体病变的白光及 NBI 观察

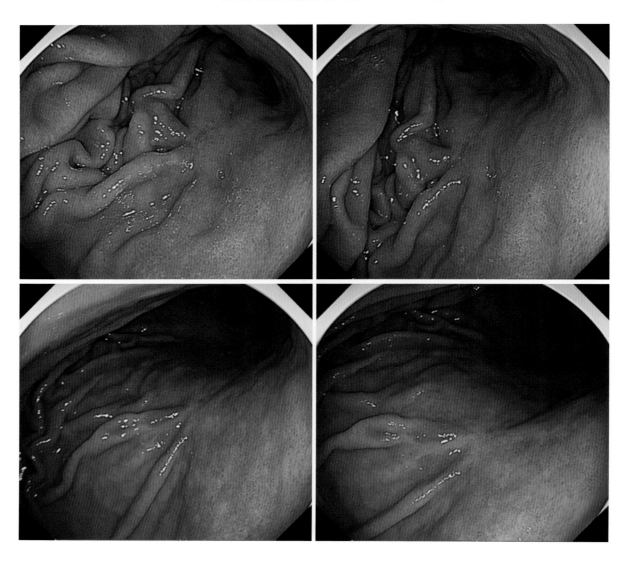

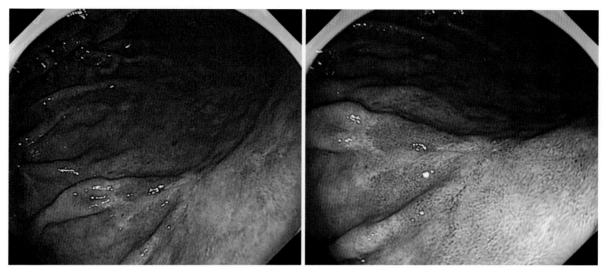

图 27-3　胃体病变的白光及 NBI 表现

　　胃体后壁见 1 处 0-Ⅱc＋Ⅱb 型病变，大小约 3 cm×2.5 cm，表面以发白为主，局部发红，病变边界不清，周边黏膜纠集，部分黏膜皱襞中断。这种病变表现需要考虑未分化型胃癌和淋巴瘤相鉴别。

选项1：良性溃疡愈合后瘢痕形成　　　　　　　23%　17票

选项2：恶性溃疡假性愈合　　　　　　　　　54.1%　40票

选项3：胃黏膜相关性淋巴瘤溃疡愈合　　　　　23%　17票

图 27-4
根据上述白光及 NBI 图片，讨论者对胃体病变性质的投票结果

三、胃体病变的 ME-NBI 观察

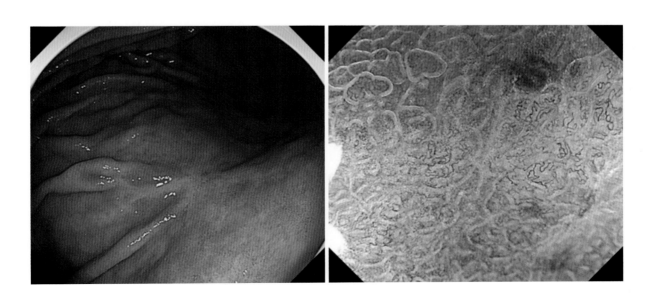

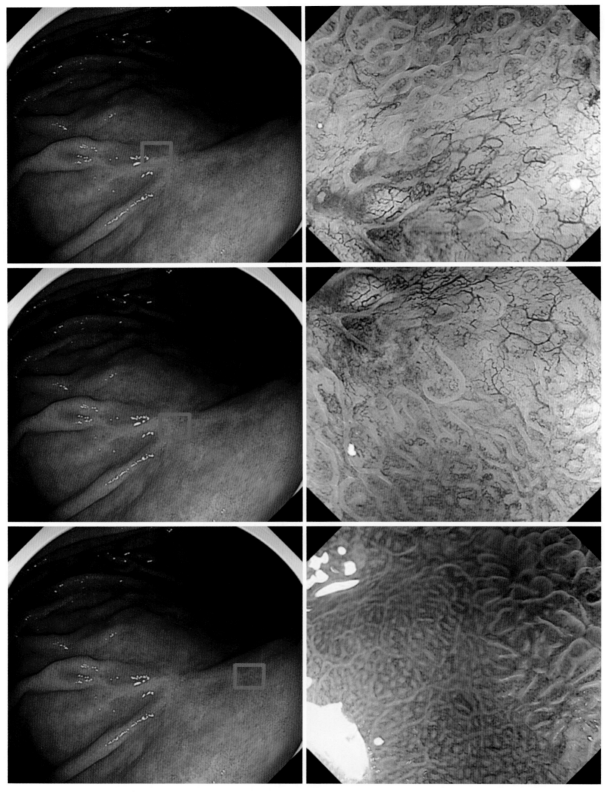

图 27-5　**胃体病变的 ME-NBI 表现**

　　ME-NBI 观察，发现病变边界不清晰，病变区域内可见 SECN 形态消失，MV 扩张、扭曲、排列不规则，呈非网格状，部分区域 MCE 不清晰或 IP 扩张，可见 WGA。而第四张 M-NBI 图片中可见明显的分界线，分界线右侧黏膜 LBC(＋)，分界线左侧黏膜呈褐色改变，MCE 及 MV 尚规则。所以，考虑该病变为未分化型胃癌可能性大。

点评

李晓波　　　·未分化型胃癌和胃淋巴瘤的 MV 表现接近，内镜下有时难以区分。观察要点在于重点观察病灶边界的形态，靛胭脂染色对于边界形态的观察很有帮助。典型的胃淋巴瘤在白光胃镜下稍吸气时边缘可表现为耳廓样、卷边样的轻微隆起，而未分化型胃癌的边缘则为断崖状的凹陷。

四、活检病理结果

低分化腺癌。

选项1：阴性活检后内镜下ESD切除　　17.7%　11票

选项2：外科全胃切除　　56.5%　35票

选项3：阴性活检后腹腔镜下局部切除+淋巴结清扫　　25.8%　16票

图 27-6
讨论者对胃部病变治疗策略的投票结果

由于考虑病灶超过 2 cm，且合并溃疡改变，活检病理为低分化腺癌，不符合 ESD 治疗的适应证，所以，将患者转到外科行胃癌根治术。

五、术后病理结果

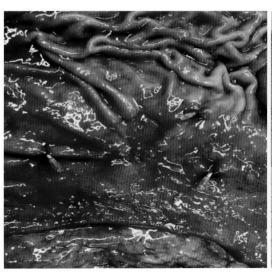
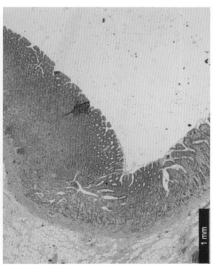

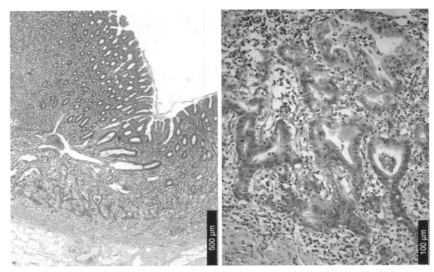

图 27-7　胃体病变的胃癌根治术后组织病理

胃体：慢性萎缩性胃炎，部分区域固有层内呈低分化腺癌改变，合并少量中分化腺癌改变，局部侵犯黏膜肌层，表面坏死渗出。淋巴结阴性。

讨 论

· 就提供的病理切片分析，目前只能看见 tub 2 成分，但从整体上来说，肯定有 sig 成分。

苏州大学附属第二医院·祝建红

 点 评

纪小龙　· 从以上的组织病理图片中，只能观察到中分化腺癌的表现，可惜看不到病灶的全貌。

李晓波　· 文献显示，Hp 除菌后，未分化癌的边界会更清晰。此病例使用 PPI 治疗 2 周，周围炎症减轻，边界显得更加清晰，其表面的微血管确实容易与胃淋巴瘤混淆，尤其是当病变表面发白不明显，病变边缘没有断崖状凹陷时，更加难以判断。本病例在内镜诊断时如能进行靛胭脂染色，可能有助于内镜诊断。

· 在临床实践中，外科术后标本的取材间隔往往比较宽，有时会影响对病变的精准判断，本病如有详尽的病理切片分析，则其内镜表现和病理表现可以更好地进行对照解读。

病例 28　胃窦 0-Ⅱc 型病变（三）

分享者 · 田书信

引言：当胃部可疑病变活检结果提示"不典型增生"时，应该如何结合胃镜检查分析病变性质？ESD 前进行根除 Hp 治疗是否影响胃癌病变边界的判断？该如何确定 ESD 切除边界？本病例将针对这些问题进行讨论。

病史简介

64 岁，老年男性，^{14}C-UBT（+），来诊行胃癌筛查。

一、第一次胃镜检查

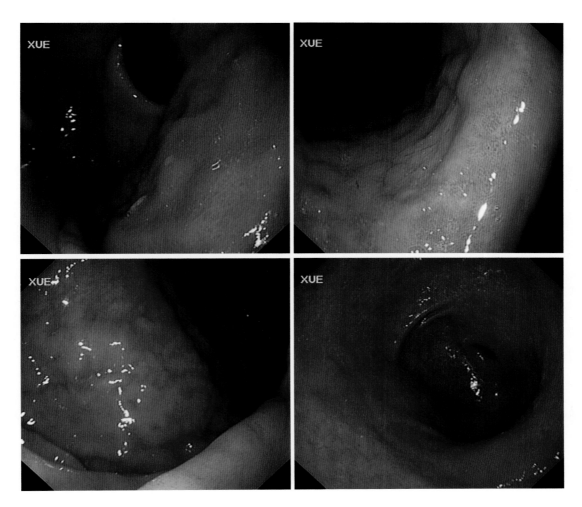

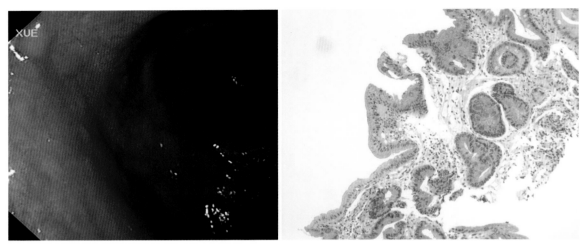

图 28-1　第一次白光非放大胃镜检查及活检病理表现

　　2015 年 11 月 3 日行第一次胃镜检查，显示胃窦、胃角、胃体黏膜弥漫性充血、水肿，提示 Hp 现症感染可能。胃窦、胃角和胃体下部小弯侧黏膜下血管透见，提示背景黏膜为萎缩性胃炎。胃窦前壁见 1 处形态不规则的 0-Ⅱc 型病变，大小约 20 mm×15 mm，凹陷边缘呈棘样突出，表面发红，考虑肿瘤性病变可能性大。

　　活检病理结果：（胃窦前壁）慢性萎缩性胃炎局灶轻度非典型增生，建议密切随访。

纪小龙　　│　·这个活检病理应该是"高级别上皮内瘤变"。

二、根除 Hp 治疗后第二次胃镜检查

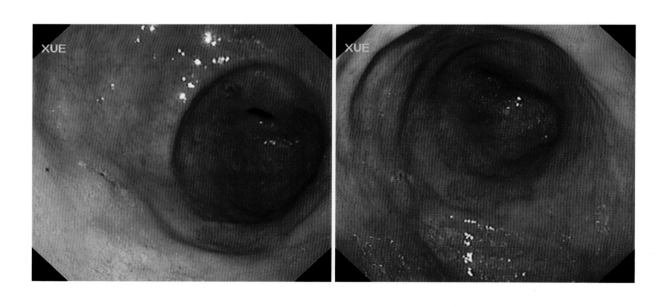

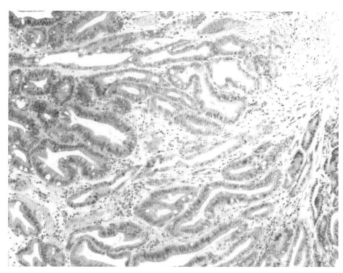

图 28-2
第二次白光非放大胃镜检查及活检病理表现

根除 Hp 感染治疗后,2016 年 3 月 29 日行第二次胃镜检查,示胃窦前壁 0-Ⅱc 型病变与背景黏膜比较,表面发红明显,病变中央处见 1 处小隆起,考虑活检后修复性改变可能。

第二次活检病理结果:(胃窦前壁)慢性萎缩性胃炎局灶轻度非典型增生,建议密切随访。

三、第三次胃镜检查

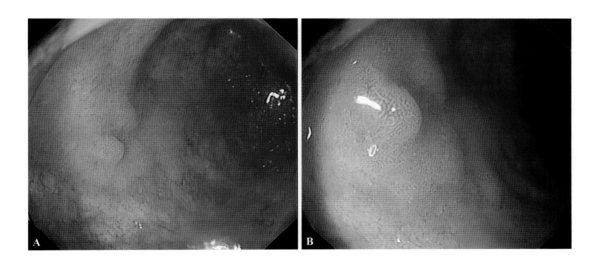

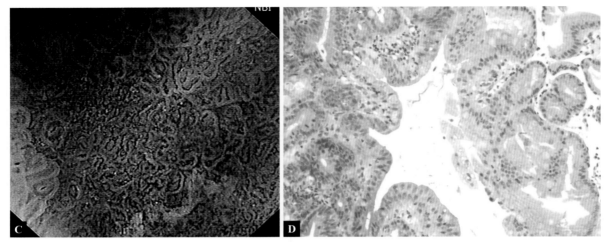

图 28-3　第三次白光非放大胃镜检查及活检病理表现

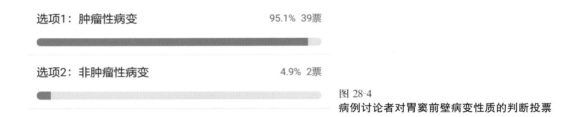

选项1：肿瘤性病变　　　　　　　　　　95.1%　39票

选项2：非肿瘤性病变　　　　　　　　　　4.9%　2票

图 28-4
病例讨论者对胃窦前壁病变性质的判断投票

2017 年 6 月 13 日行第三次胃镜检查,示胃窦前壁 0-Ⅱc 型病变形态与第 2 次胃镜检查类似,但病变中央小的 0-Ⅱa 型改变较前明显,低倍放大胃镜观察显示 0-Ⅱa 型改变,表面 MCE 拉伸,排列规则,考虑为活检后改变,ME-NBI 观察显示部分边界不清晰,考虑可能与 Hp 感染除菌后改变有关。0-Ⅱc 型病变内部 MCE 大小不等,排列轻微不规则,SCEN 消失,微血管扩张、扭曲、形态不一。考虑为 Hp 除菌后胃癌改变可能性大。

第三次活检病理结果：(胃窦前壁)慢性萎缩性胃炎局灶低级别上皮内瘤变。Hp(－)。

 点 评

李晓波　　·0-Ⅱc 型病变处如果用喷洒醋酸染色,MCE 的异常改变会显示得更加明显。

纪小龙　　·图 28-3D 有助于我们对"高级别上皮内瘤变"的认识(自身对照),左半边是"高级别上皮内瘤变",右半边是"修复性"增生。

由于胃镜检查高度怀疑胃窦病变为肿瘤性改变,经与患者及其家属沟通,要求精查后行 ESD 术。

四、胃镜精查

2017 年 6 月 30 日,进行胃镜精查。

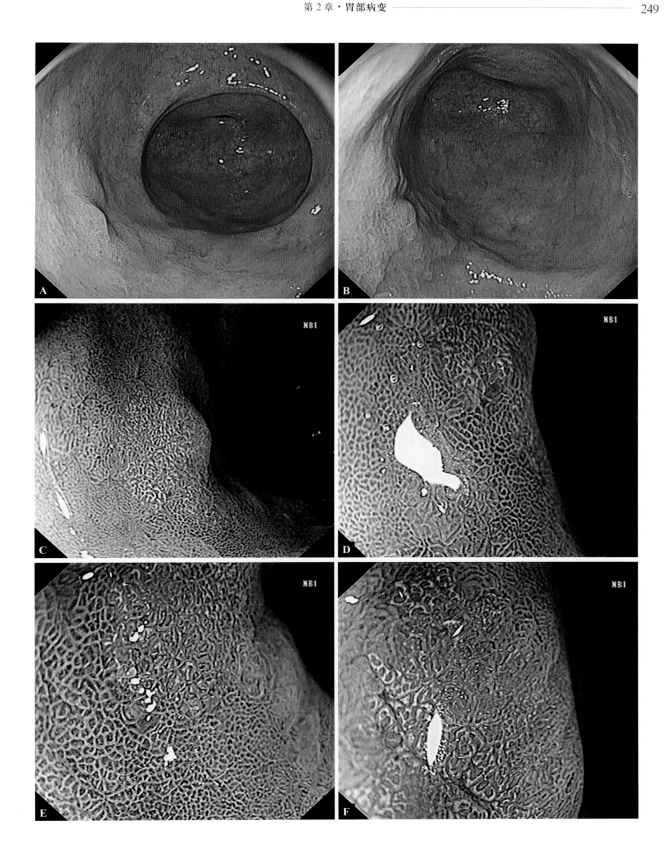

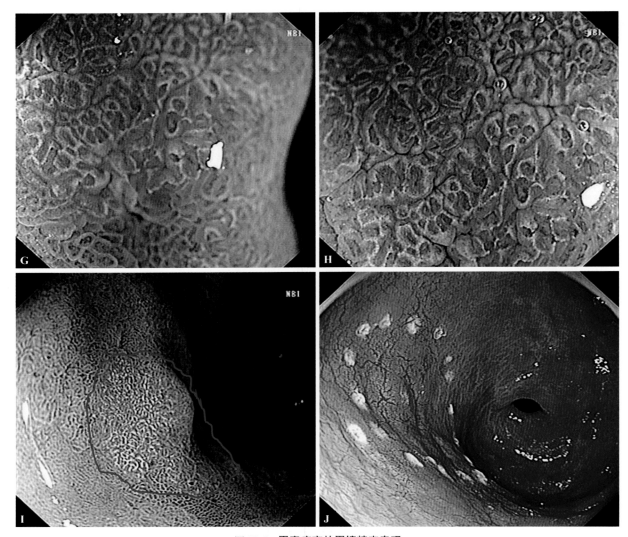

图 28-5　胃窦病变的胃镜精查表现

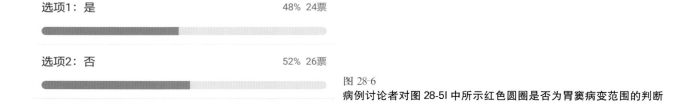

选项1：是　　　　　　　　　　　　　48%　24票

选项2：否　　　　　　　　　　　　　52%　26票

图 28-6
病例讨论者对图 28-5I 中所示红色圆圈是否为胃窦病变范围的判断

　　胃窦前壁病变呈 0-Ⅱb＋Ⅱc 型改变，NBI 显示病变呈褐色改变，但部分边界不清。ME-NBI 显示病变口侧及大弯侧边界清晰，背景黏膜可见 LBC（＋），可辨认的病变区域内部分 MCE 排列不规则，微血管显示不清，表面轻微不规则的 WOS 覆盖，图 28-5I 中的左上区域 MCE 拉伸，IP 扩张。充分注气后见胃窦病变无明显隆起、凹陷，质地柔软，考虑病变位于 M/SM1 层。所以行 ESD 术切除病变。

讨 论

·需要警惕图 28-5I 中红色圆圈外的左上区域是否也属癌变范围。

苏州大学附属第二医院·祝建红

五、 ESD 术后病理

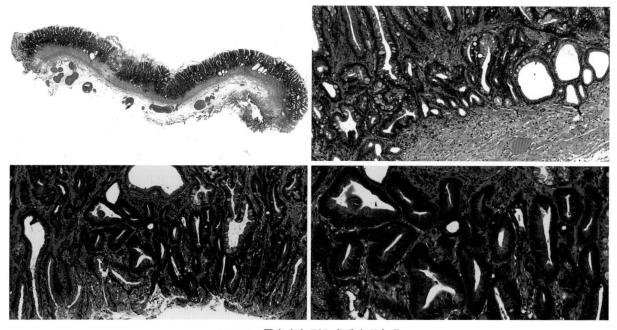

图 28-7　胃窦病变 ESD 术后病理表现

ESD 术后病理结果：胃窦胃黏膜呈重度慢性萎缩性胃炎，黏膜上皮与腺体弥漫肠化伴低级别上皮内瘤变，局灶高级别上皮内瘤变。镜下病变最大径约 1.5 cm，切缘处组织烧灼较重，未见明确瘤变组织。

患者 ESD 术后半年复查胃镜，胃窦 ESD 术后创面愈合良好，局部未见明确异常表现。

纪小龙　·ESD 的组织学很明确，典型的肠化—萎缩—低级别—高级别的过程都具备了。

李晓波　·即使是近期内进行根除 Hp 治疗，早期胃癌的表面也可能有不同程度的非癌上皮覆盖，这将导致癌变边界不容易辨认。如果 ME-NBI 观察发现病变的 MV 表现不明显或不典型时，可以局部喷洒醋酸强化 MCE 的改变，可能会有比较好的观察效果。对于这种情况，ESD 治疗前尤其需要仔细观察，要避免在不能辨认病变边界的情况下就开始 ESD 治疗。如果内镜医生对除菌后早期胃癌的边界辨认经验不够，有一个小技巧可供参考，MCE 排列规则、没有拉伸的部位很少出现癌性病变，可以考虑以 MCE 大小、排列规则的部位作为边界。当然，这个方法有很大的主观性,也可能判断错误。

延伸阅读

早期胃癌的淋巴结转移率(一)

目前,对不伴淋巴结转移的早期胃癌进行内镜下切除的方法已经被广泛接受。可是你是否清楚早期胃癌淋巴结转移率的理论来源呢?

日本学者 Gotoda T 等人在 2000 年发表了一项大样本研究。该研究一共收集了 5 265 例早期胃癌术后标本,所有病例都进行胃癌 D2 根治术治疗。这些病例中,3 016 例(57.2%)为黏膜内癌,2 249 例(42.8%)有黏膜下层浸润。所有黏膜内癌中只有 65 例(2.2%)发生淋巴结转移,而病变累及黏膜下层的早期胃癌(SM癌)则有 402 例(17.9%)发生淋巴结转移。

在进一步的分析中发现,早期胃癌的淋巴结转移率与肿瘤的大小、组织学类型、是否伴有溃疡及脉管浸润有关。研究发现,1 230 例小于 30 mm 的分化型黏膜内癌,不论是否伴有溃疡,都没有发生淋巴结转移;而其中 929 例不伴有溃疡的黏膜内癌,不论其大小如何,都没有发生淋巴结转移(表 28-1)。

未分化型黏膜内癌的总淋巴结转移率为 4.2%。然而,141 例不伴溃疡、小于 20 mm 的未分化型黏膜内癌,也未发现淋巴结转移。

表 28-1 黏膜内癌的大小和组织学类型与淋巴结转移的关系

所有黏膜内癌

大小	总数	LNM	%	分化型	LNM	%	未分化型	LNM	%
≤10 mm	357	4	1.1	257	0	0.0	100	4	4.0
≤20 mm	767	4	0.5	455	0	0.0	312	4	1.3
≤30 mm	927	10	1.1	518	0	0.0	409	10	2.4
>31 mm	965	47	4.9	417	7	1.7	548	40	7.3
总数	3 016	65	2.2	1 647	7	0.4	1 369	58	4.2

不伴溃疡的黏膜内癌

大小	总数	LNM	%	分化型	LNM	%	未分化型	LNM	%
≤10 mm	206	0	0.0	163	0	0.0	43	0	0.0
≤20 mm	372	0	0.0	274	0	0.0	98	0	0.0
≤30 mm	422	2	0.5	305	0	0.0	117	2	1.7
>31 mm	284	4	1.4	187	0	0.0	97	4	4.1
总数	1 284	6	0.5	929	0	0.0	355	5	1.4

注:LNM:Lymph node metastasis,淋巴结转移。

参 考 文 献

Gotoda T, Yanagisawa A, Sasako M, et al. Incidence of lymph node metastasis from early gastric cancer: estimation with a large number of cases at two large centers [J]. Gastric Cancer, 2000, 3(4): 219-225.

病例 29　　胃角 0-Ⅲ+Ⅱc 型病变

分享者·王　燕

引言：内镜医生有时会遇到一些这样的疑难病例：内镜下疑诊胃癌但多次活检都没有胃癌的明确病理证据。下一步该如何诊治？如果没有放大胃镜，有没有其他方法辅助判断？如果 ESD 术后病理结果提示为非根治性切除，需要采取什么措施进行补救治疗？本病例将就以上相关问题进行讨论。

病史简介

患者为 67 岁男性，上腹部胀痛不适、嗳气 2 个月，伴体重下降。在外院先后 2 次胃镜检查都提示胃角隆起性病变伴出血，活检病理结果未见癌细胞。第 3 次复查胃镜提示胃角溃疡（恶性?）。

活检病理结果：胃角小块黏膜慢性炎症伴高级别上皮内瘤变，另见小块坏死组织。上腹部 CT 平扫 + 增强提示胃底、胃体部黏膜普遍性增厚，胃壁僵硬，腹腔及腹膜后未见明确肿大淋巴结影。患者有 Hp 感染，已根除。患者先后在多家医院就诊，PPI 等药物治疗后症状无改善。

一、患者再次复查胃镜

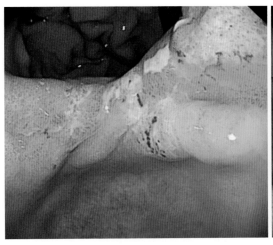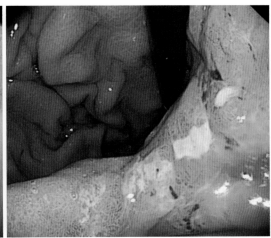

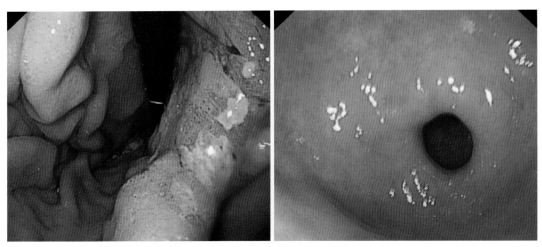

图 29-1　第 4 次胃镜检查

在萎缩的背景黏膜内，胃角及胃体下部小弯处见一处 0-Ⅲ + Ⅱc 型病变，形态不规则，表面发红，大小 5 cm×4 cm。需考虑胃癌或淋巴瘤的可能。

<table>
<tr><td>王　燕</td><td>此患者多次在外院进行胃镜检查及活检，均未见明确胃癌病理依据。由于 2015 年我院尚无放大内镜，只能使用传统白光胃镜进行观察。此时是继续取活检还是转外科手术治疗呢？</td></tr>
<tr><td>李晓波</td><td>·有条件的话，还是建议进行染色胃镜和放大胃镜检查，靶向活检可以显著提高病理结果的准确性。</td></tr>
</table>

鉴于我院胃镜所见，结合外院病理曾提示高级别上皮内瘤变，与患者进行详细沟通后决定行 ESD 治疗。

二、ESD 治疗

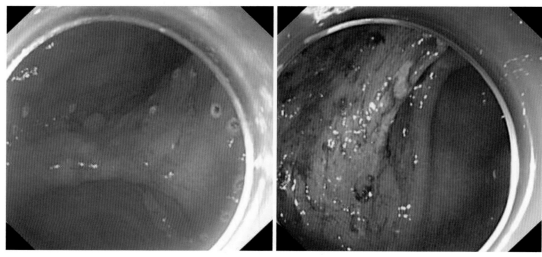

图 29-2　胃角病变 ESD 治疗

三、ESD 术后病理

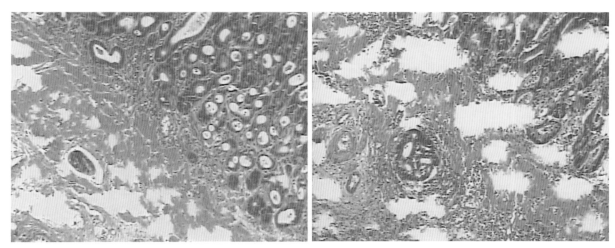

图 29-3　ESD 术后组织病理

病理结果：（胃角）中分化腺癌，局部浸润至黏膜下层，脉管内可见癌栓。

四、手术治疗

ESD 术后病理结果提示为非根治性切除，决定追加外科手术治疗。胃癌根治术后病理结果：全胃切除标本，（胃窦）大片溃疡组织下见多灶状中分化腺癌组织残余，累及浆膜下，上、下切缘未见癌组织，胃小弯淋巴结（4/20）见转移癌，胃大弯淋巴结（0/3 级）另送淋巴结（0/1）未见转移癌，周围黏膜慢性炎。病理分期：AJCC Rp T3N2。患者术后进行化疗。

点 评

纪小龙　·此患者 3 次胃镜检查（2015 年 11 月 12 日、17 日、19 日），其中 2 次活检病理未见癌细胞，第 3 次胃镜活检提示"高级别上皮内瘤变"。12 月 15 日进行 ESD 治疗，12 月 20 日行外科手术治疗，术后结果提示癌浸润胃壁全层，多个淋巴结转移。从第一次胃镜到外科手术不到 40 天。
·理论上来讲，这个病例在第 1 次胃镜时就一定有癌细胞了。
·胃癌的起源是胃黏膜固有层的腺体。
·综上所述，只有 2 个可能：①胃镜活检没有取到癌灶组织。②活检取到癌组织，可是病理医生无法辨认。

李晓波

- 这种情况要不要内镜治疗？只是根据白光胃镜的表现来判断是否可行？显然不明确，且活检病理多次不统一且不明确，但高度提示为肿瘤性病变。
- 此时如果有放大内镜，可以在放大胃镜指示下进行靶向活检，提高活检病理的准确性。
- 如果有靛胭脂溶液，进行染色胃镜检查可以帮助判断胃癌浸润深度。
- 如果没有放大胃镜和靛胭脂溶液，对于有溃疡或溃疡瘢痕的病例，需要进行 EUS 检查判断胃癌浸润深度，此时 EUS 是非常重要的。
- 当 ESD 术后病理提示非根治性切除时，必须及时追加外科手术。
- 没有上述评估的情况下，进行诊断性 ESD 是不正确的。

延伸阅读

早期胃癌的淋巴结转移率（二）

当胃癌出现黏膜下层浸润时，其淋巴结转移率明显高于黏膜内癌。研究发现，SM 癌淋巴结转移率的增加与黏膜下层深浸润（浸润深度大于 SM1）、肿瘤大小、合并溃疡、脉管浸润有关（表 29-1）。

经数据分析，在所有 SM 癌中，只有肿瘤小于 30 mm、黏膜下浸润低于 500 μm（SM1）、无脉管浸润的分化型胃癌，没有发生淋巴结转移，其他的 SM 癌均有不同程度的淋巴结转移率。

表 29-1　黏膜下层浸润癌与淋巴结转移的关系

大小	总数	LNM	%	分化型	LNM	%	未分化型	LNM	%
≤10 mm	99	8	8.1	70	6	8.6	29	2	6.9
≤20 mm	437	56	12.8	266	32	12.0	171	24	14.0
≤30 mm	567	106	18.7	344	56	16.3	223	50	22.4
>31 mm	743	130	17.5	411	92	22.4	332	38	11.4
总数	1 846	300	16.3	1 091	186	17.0	755	114	15.1

表 29-2　SM1 浸润、无脉管浸润的分化型胃癌的大小与淋巴结转移的关系

大小	数量	LNM	%
≤100 mm	28	0	0.0
≤20 mm	59	0	0.0
≤30 mm	58	0	0.0
>31 mm	78	2	2.6
总数	223	2	0.9

参 考 文 献

Gotoda T, Yanagisawa A, Sasako M, et al. Incidence of lymph node metastasis from early gastric cancer: estimation with a large number of cases at two large centers [J]. Gastric Cancer, 2000, 3(4): 219-225.

病例 30 　除菌后胃癌边界的判断

分享者·李晓波

引言：Hp 除菌后胃癌的表面经常有非癌上皮覆盖，其边界往往难以判断。本病例展示了 ME-NBI、靛胭脂染色及醋酸＋靛胭脂染色对判断 Hp 除菌后早期胃癌边界的不同效果。

病史简介
52 岁男性，上腹痛 3 个月，^{14}C-UBT（＋）。

一、 第一次胃镜检查

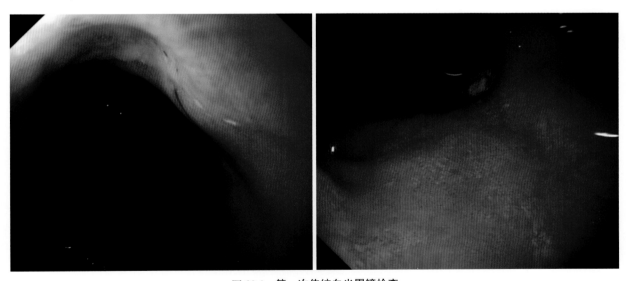

图 30-1　第一次传统白光胃镜检查

2013 年 10 月，第一次胃镜检查发现胃体上部小弯侧溃疡，大小约 1.5 cm×1.2 cm，覆白苔，周边黏膜充血水肿。活检病理结果：（胃体）黏膜慢性炎症。

二、 第二次胃镜检查

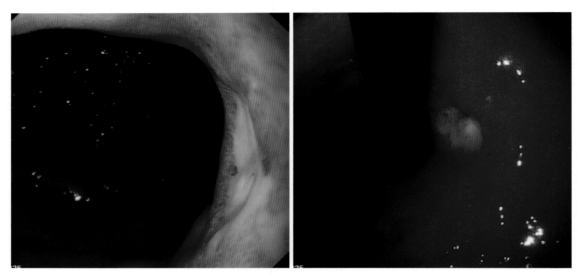

图 30-2　第二次传统白光胃镜检查

患者经 PPI 治疗后仍有上腹痛反复发作，先后共 4 次治疗 Hp 感染，但均失败。2016 年 4 月，第二次胃镜检查发现胃体溃疡仍存在，形态与第一次胃镜检查所见类似。活检病理结果：（胃体）黏膜慢性炎症。

三、 第三次胃镜检查

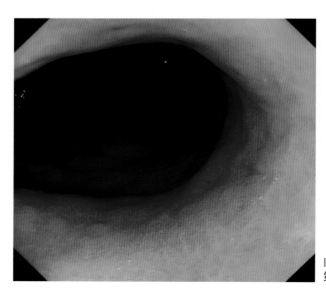

图 30-3
第三次传统白光胃镜检查

2016 年 11 月第五次治疗 Hp 感染，终于成功根除。2017 年 1 月 20 日复查胃镜，发现胃体溃疡已愈合，胃体上部小弯侧黏膜发红,活检病理结果提示为胃体黏膜腺体中-重度异型增生。

四、 第四次胃镜检查

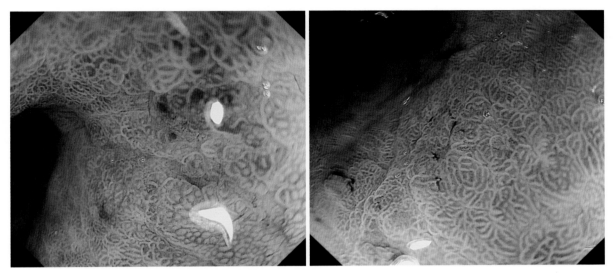

图 30-4　第四次胃镜检查,NBI 观察

　　为了明确是否存在胃部的肿瘤性病变,2017 年 2 月 14 日再次复查胃镜,胃体黏膜未见溃疡,但再次活检结果提示胃体黏膜腺体高级别上皮内瘤变,疑有癌变(腺癌)。

五、 第五次胃镜检查

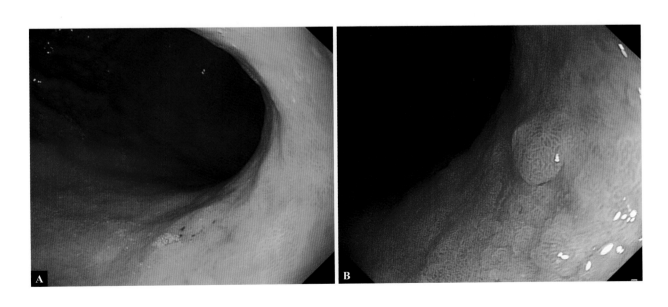

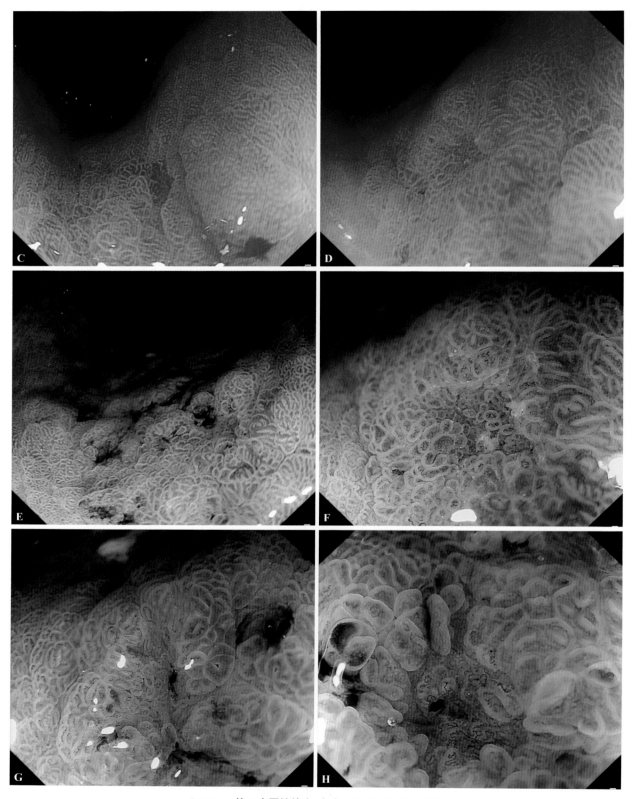

图 30-5　第五次胃镜检查,白光、NBI 及 ME-NBI 观察

　　至此,我们可以确定该处胃体黏膜确实存在肿瘤性病变,可是胃镜下并没有看到明确病灶。面对这种情况,我们该如何处理?

2017 年 3 月 28 日，我们安排了胃镜精查。

白光胃镜发现胃体上部小弯侧可见黏膜发红、粗糙，表面凹凸不平，未见明显隆起或凹陷，无僵硬感。

ME-NBI 显示在其中一处小片状 Ⅱc 型病灶中可以观察到 DL（＋），微血管扭曲、密度增高、形态不一，IMVP（＋），MCE 大小不一，排列不规则，并可见 WGA（图 30-5H）。考虑胃癌可能性大。

然而，ME-NBI 所观察到的 DL 真的是此处胃癌的边界吗？胃癌的范围是多大呢？

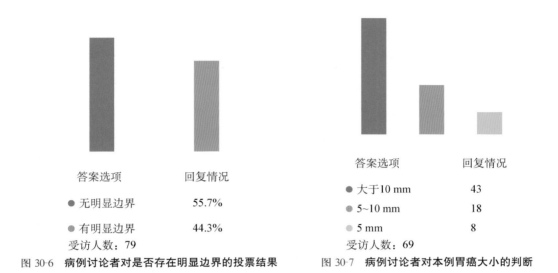

答案选项	回复情况
● 无明显边界	55.7%
● 有明显边界	44.3%

受访人数：79

图 30-6　病例讨论者对是否存在明显边界的投票结果

答案选项	回复情况
● 大于10 mm	43
● 5~10 mm	18
● 5 mm	8

受访人数：69

图 30-7　病例讨论者对本例胃癌大小的判断

六、 使用不同方法对胃癌边界进行观察

（1）使用传统白光胃镜，局部喷洒靛胭脂后可观察到可疑病变处有明显的不染区，边界清楚。

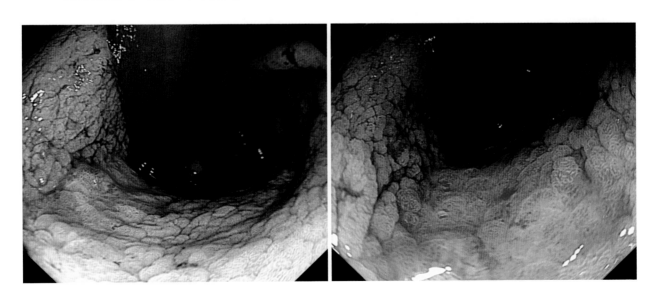

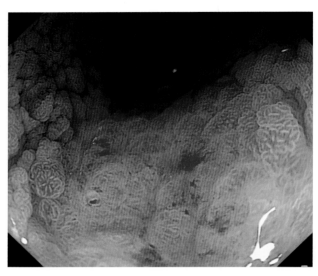

图 30-8
靛胭脂染色对胃癌边界的判断

（2）注水冲洗靛胭脂后，局部喷洒醋酸，再联合 ME-NBI 观察。可观察到病灶边界，病变区域内 MCE 大小不等，排列不规则，但病变范围比靛胭脂染色显示的范围小。

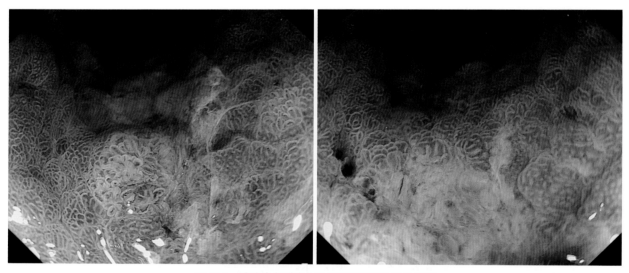

图 30-9　醋酸染色联合 ME-NBI 对胃癌边界的判断

------------------------------ **七、ESD 治疗** ------------------------------

至此，可以确定此病变为胃癌，但边界不太确定，病变范围可能比较大，而且是黏膜层的、分化型，所以决定进行 ESD 治疗。

术前再次进行胃镜精查。首先，局部喷洒醋酸，使用传统白光胃镜观察无法确定病灶边界；再联合 ME-NBI 观察，仍无法明确病灶边界。最后局部喷洒靛胭脂，在醋酸＋靛胭脂联合染色条件下，病变呈现为不染区域，可清楚地显示病变范围。根据最后观察到的病变范围，进行标记以及 ESD 治疗。

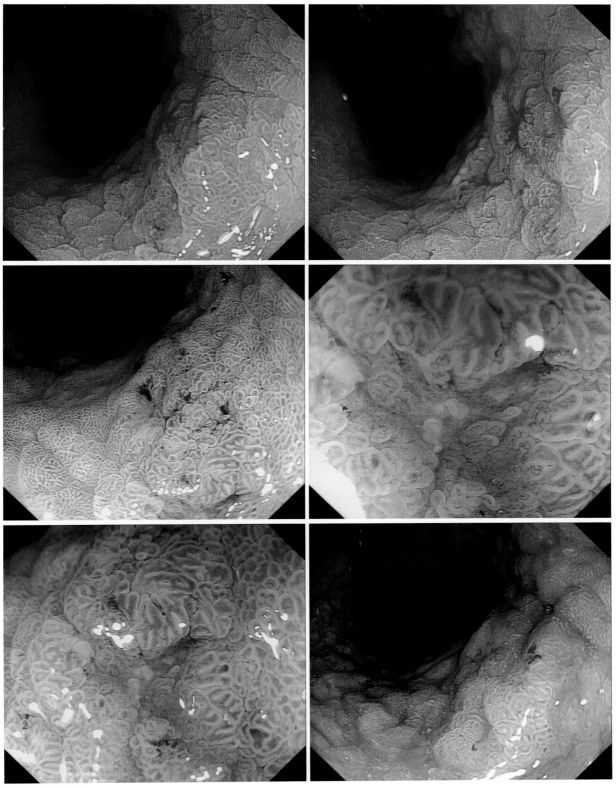

图 30-10　3 种不同方法对胃癌边界的判断效果

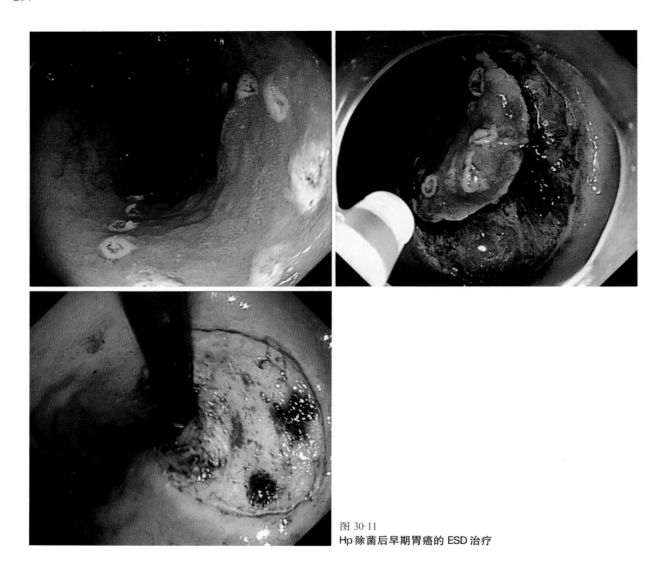

图 30-11
Hp 除菌后早期胃癌的 ESD 治疗

ESD 术后病理结果：胃体 ESD 术后标本，大小约 4.5 cm×3.5 cm，取材深达黏膜下层。胃体Ⅱc 型早期胃癌，大小 3.5 cm×1.5 cm（多灶性分布），管状腺癌，局限于黏膜层，小脉管内未见癌栓，水平及垂直切缘阴性。癌旁胃黏膜呈萎缩性胃炎伴肠化（不完全型、混合型、小肠型为主）。病理切片上未找到 Hp。

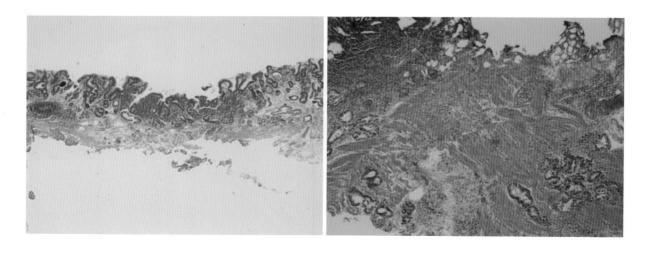

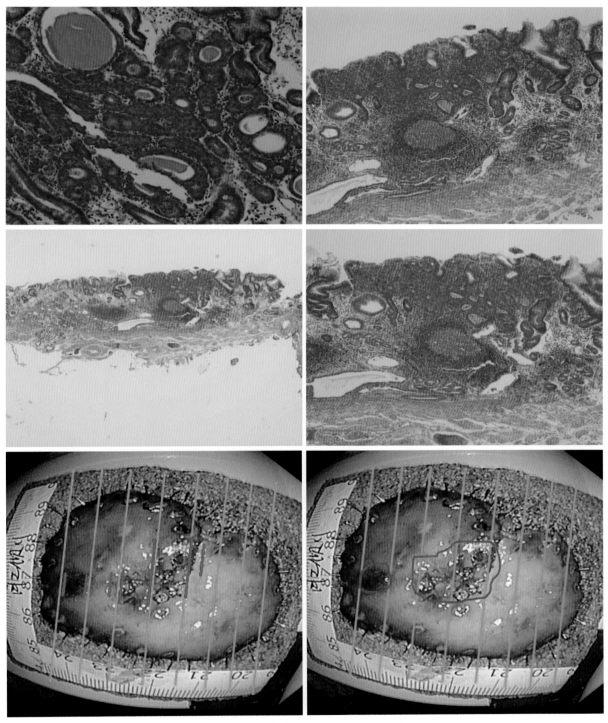

图 30-12　ESD 术后组织病理及病理复原

 点 评

李晓波　　　・此病变在 ME-NBI 显示下只能观察到大约 5 mm 的明确癌变范围,但是 ESD 术后的癌变
　　　　　　　范围竟然是 35 mm! 主要原因是 Hp 除菌后黏膜的活动性炎症还没有完全消退,但已经有很

大范围的癌腺管表面被非癌上皮覆盖。有研究发现，非癌上皮覆盖的范围可高达癌性病变的 90% 以上。

· 但无论如何，ME-NBI 仔细观察还是可以发现胃癌显露出来的部分区域，除菌后胃癌边界的确定首先要仔细观察不规则 MCE 的范围，如果仍然不明确，就需要依靠染色内镜技术了。

· 这个病例也再次提醒我们，胃溃疡需要治疗后复查，复查时需重点关注溃疡愈合瘢痕周围是否存在 Ⅱc 型病变，并活检或者 ME-NBI 观察后靶向活检。